CONTRIBUTION A L'ÉTUDE

DE

L'INÉGALITÉ PUPILLAIRE

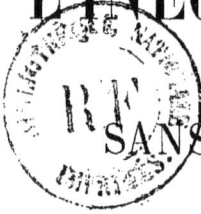

SANS CAUSE PATHOLOGIQUE

PAR

M. LE DOCTEUR JOSEPH GOUTAL

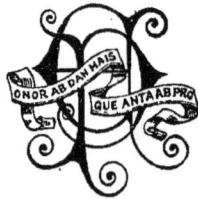

TOULOUSE

IMPRIMERIE ET LIBRAIRIE ÉDOUARD PRIVAT

RUE DES TOURNEURS, 45

—

1899

CONTRIBUTION A L'ÉTUDE

DE

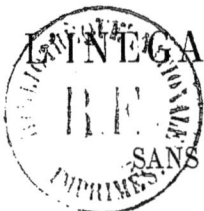

L'INÉGALITÉ PUPILLAIRE

SANS CAUSE PATHOLOGIQUE

CONTRIBUTION A L'ÉTUDE

DE

L'INÉGALITÉ PUPILLAIRE

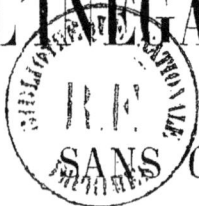

SANS CAUSE PATHOLOGIQUE

PAR

M. le Docteur Joseph GOUTAL

———

TOULOUSE

IMPRIMERIE ET LIBRAIRIE ÉDOUARD PRIVAT

RUE DES TOURNEURS, 45

—

1899

AVANT-PROPOS

Dans nos recherches sur l'inégalité pupillaire chez les personnes saines, nous avons pu réunir un certain nombre de cas dans lesquels l'aniso-corie nous a paru indépendante de toute lésion. Nous avons été obligé d'abandonner plusieurs de ces observations, quoiqu'elles eussent pu ren-trer parfaitement dans le cadre de notre sujet, parce que des circonstances indépendantes de no-tre volonté nous ont empêché de les étudier avec tout le soin voulu. Nous n'apportons donc que neuf nouveaux cas d'inégalité pupillaire physio-logique dont la relation constituera la seule partie originale de notre travail[1]. Nous avons cru néan-moins faire œuvre utile en essayant de réunir dans ce modeste travail tout ce qui a été fait d'in-téressant touchant cette question.

Qu'il nous soit permis, avant d'aller plus loin,

1. La plupart des personnes dont nous publions l'observation, étant en relations avec nous, il nous sera facile de suivre l'évolu-tion de leur anisocorie et de publier les faits nouveaux s'il venait à s'en produire.

d'adresser tous nos remerciements à M. le Pr Frenkel, qui nous a donné l'idée de ce travail et nous
a dirigé dans son exécution; nous nous souvien-
drons toujours de l'honneur que nous a fait M. le
professeur Mossé, en acceptant la présidence de
notre thèse : notre dévouement et notre recon-
naissance lui étaient déjà acquis pour la sympa-
thie et l'intérêt qu'il nous a toujours témoignés.
Nous remercions aussi M. le professeur Bézy qui
a toujours été pour nous d'une grande bienveil-
lance; ses leçons pleines de sel gaulois ont le don
de graver ineffaçablement dans l'esprit les prin-
cipes de la pédiàtrie.

Que tous nos maîtres, enfin, au moment où nous
allons quitter cette Faculté, reçoivent l'assurance
de notre gratitude et de notre affectueux attache-
ment.

Ceux qui font l'objet de nos observations ont
droit aussi à tous nos remerciements. Ils ont mis
à se laisser examiner la plus grande complaisance.

Nous avons divisé notre sujet en cinq chapitres.

Le premier est consacré à l'historique de la
question.

Dans le second, nous donnons la description
succincte des divers appareils utilisés pour la mesure du diamètre pupillaire, et nous indiquons
les causes qui peuvent amener des erreurs dans
la pupillométrie.

La voie réflexe de la réaction pupillaire et les différentes lésions pouvant produire une inégalité des deux pupilles font l'objet du troisième chapitre.

Le chapitre quatrième est entièrement consacré à la relation des observations.

Dans un cinquième chapitre, nous discutons les causes que les différents auteurs ont mentionnées comme pouvant produire l'inégalité pupillaire.

Suivent enfin les quelques conclusions qui nous ont paru découler de notre étude.

CHAPITRE I.

Historique.

L'étude de l'inégalité pupillaire chez l'homme sain est de date récente. Lorsque Baillarger, en 1850, publia son mémoire sur l'inégalité pupillaire chez les paralytiques généraux, d'autres auteurs, Verga, Seifert, Linstow, Nasse[1] firent observer que les pupilles pouvaient être inégales sans que le sujet chez qui se trouvait cette anomalie fût porteur d'aucune lésion appréciable.

Mais les remarques de ces derniers auteurs n'eurent pas grand succès, et à la suite de Baillarger on regarda toute anisocorie comme signe d'une maladie de l'encéphale.

Grâce à la thèse de Quillard[2], qui regarda l'anisocorie comme un manque d'équilibre entre les fibres dilatatrices et les fibres constrictrices de l'iris; grâce à la thèse de Roques[3] et à ses nom-

1. Iblitz, Thèse de Bonn, 1893.
2. Quillard, Thèse de Paris, 1868.
3. Roques, Thèse de Paris, 1869.

breuses publications sur l'inégalité pupillaire dans les différentes affections viscérales, la constatation d'une anisocorie ne comporte plus un aussi fâcheux pronostic.

Huppert[1], en 1869, constate de l'inégalité pupillaire chez des personnes adultes saines; mais n'en ayant pas trouvé chez des enfants, il regarde toute anisocorie comme étant acquise, et s'il ne nie pas l'existence de l'anisocorie congénitale, il la regarde du moins comme très rare.

Drouin[2], en 1876, regarde l'inégalité pupillaire comme très rare, et il prétend que cette anomalie coïncide avec l'anisométropie.

Il faut arriver à l'année 1886 pour trouver des recherches un peu plus détaillées sur ce sujet. Heddaeus[3] soumit à un examen minutieux 172 élèves de différentes écoles et trouva dix cas d'inégalité pupillaire.

L'année suivante, deux auteurs russes, Iwanoff et Tzviaguintew communiquèrent le résultat de recherches très détaillées. Iwanoff, sur 134 jeunes recrues, ne trouva les pupilles égales que dans douze cas, c'est-à-dire que pour lui l'égalité pupillaire serait le fait rare, et l'inégalité, au contraire, le fait constant[4].

Tzviaguintew[5] donna des résultats bien diffé-

---

1. Huppert, *Analyse in Ochmidl's Jahresberichte*, 1869.

2. Drouin, Thèse de Paris, 1876, p. 264.

3. Heddaeus, *Die Pupillarreaction auf Licht*, 1886.

4. Iwanoff, *Sur l'inégalité pupillaire chez l'homme sain* (en russe). Vratch, 1887, n° 7, p. 162.

5. Tzviaguintew, *Rousskaïa medizina*, 1887, n° 18.

rents de ceux d'Iwanoff. Sur 232 sujets soumis à son examen, il ne rapporte que quatre cas d'anisocorie constante.

En 1891, Debagori-Mokriewisch [1] fit observer que l'inégalité pupillaire se trouve aussi fréquemment chez des sujets sains que dans les différentes affections. Ses recherches ont porté sur 600 sujets. D'après lui, chez les personnes saines, l'anisocorie est congénitale et elle peut être constante, temporaire ou périodique.

Bosc [2], en 1891, établit à 15 % la proportion d'inégalité pupillaire chez les individus bien portants.

En 1893, Reche [3] publie le travail le plus important sur ce sujet. Pendant quatre années successives, Reche a pu soumettre à son examen 14,392 personnes. Or, dans toutes ces observations l'auteur a trouvé 132 sujets porteurs de pupilles inégales et chez lesquels on ne trouvait pas trace d'affections oculaires ou viscérales.

Les recherches de Reche furent suivies d'autres travaux de l'école de Bonn, dont le premier en date est la thèse d'Iblitz [4], en 1893.

D'après cet auteur, l'inégalité pupillaire peut s'observer aussi bien chez l'homme sain que dans les différentes maladies. A ce propos, il analyse

1. Debagori-Mokriewitch, *Rousskaia medizina*, 1891, n° 32.
2. Bosc, Thèse de Montpellier, 1891.
3. Reche, *Deut. med. Woch*, 1893, p. 286.
4. Iblitz, *loc. cit.*

toutes les considérations faites sur ce sujet en Allemagne. Il conclut en disant :

1° Que l'inégalité pupillaire constante peut se trouver chez les gens sains et chez les gens atteints de maladies nerveuses sans lésion anatomique ;

2° L'inégalité pupillaire transitoire se trouve chez les gens sains et chez les personnes atteintes de maladies nerveuses ou viscérales ;

3° La mydriase à bascule survient également chez les personnes saines et chez les gens atteints de maladie.

Iblitz ne cite aucune observation d'inégalité pupillaire chez les individus normaux.

Peters (1894)[1] et Felten (1895)[2] ont réuni un certain nombre d'observations d'inégalité pupillaire. Ils se demandent si bien souvent elle n'est pas d'origine congénitale. Mais la constatation de l'anisocorie est toujours faite dans leurs observations, au cours d'une maladie.

Schirmer étudie les cas où l'inégalité pupillaire peut être un symptôme d'une lésion du nerf optique. Il montre que les fibres pupillaires résistent beaucoup plus à la compression et aux différents modes de destruction que les fibres visuelles ; que l'anisocorie ne se produit ni par lésion unilatérale ou partielle de la rétine, ni dans les troubles du milieu de l'œil, les amblyopies fonctionnelles, etc.

1. Peters, thèse de Bonn, 1894.
2. Felten, thèse de Bonn, 1895.

Frenkel[1] observe l'anisocorie chez les enfants bien portants, nouvelle présomption en faveur de son origine congénitale; il propose la division de l'inégalité pupillaire en *constante, transitoire* et *alternante;* il remplace la dénomination d'inégalité pupillaire *physiologique* par l'expression plus exacte d'inégalité pupillaire *morphologique*, expression qui est aujourd'hui généralement adoptée par les auteurs.

M. Frenkel réunit, en outre, treize observations que nous reproduisons plus loin, et dont les sujets n'ont pour expliquer l'anisocorie dont ils sont porteurs aucune maladie aiguë ou chronique, congénitale ou acquise.

1. Frenkel, *Revue de médecine*, 1897, t, XVII, p. 108.

CHAPITRE II.

I. — Pupillométrie.

La mesure des diamètres pupillaires peut assez facilement s'obtenir avec un millimètre gradué. Mais avec cet instrument, on ne peut pas arriver à un degré de certitude suffisant pour des résultats qu'on doit comparer entre eux. Aussi, plusieurs auteurs se sont-ils attachés à construire des appareils, portant le nom de pupillomètres, qui donnent une plus grande précision aux mesures.

Nous croyons qu'il sera utile de donner de ces appareils une description; elle sera aussi brève que possible.

I. *Pupillomètre d'Olbers*[1]. — On prend un miroir plan sur lequel on fait se réfléchir l'image de l'œil et, au moyen d'un compas d'épaisseur, on mesure directement sur le miroir le diamètre pupillaire.

1. Drouin, Thèse de Paris, 1876, p. 25.

II. *Pupillomètre de Follin*. — Il se compose d'un disque de verre supporté par un manche.

Sur le disque sont gravées des divisions micrométriques, et en le plaçant devant la pupille on mesure facilement le diamètre de cette ouverture.

III. *Pupillomètre de Halma-Grand*[2]. — C'est le pupillomètre de Follin auquel on a ajouté une loupe au-devant des divisions micrométriques pour en faciliter la lecture.

IV. *Pupillomètre de Fick*. — L'appareil se compose d'une plaque dans l'épaisseur de laquelle sont creusées deux fentes formant entre elles un angle aigu. Une échelle micrométrique, parallèle à la bissectrice de l'angle, accompagne les deux fentes dans toute leur longueur. Une seconde plaque, percée d'une fente transversale, c'est-à-dire perpendiculaire à la bissectrice et mobile dans le sens de la longueur des fentes formant l'angle aigu, se trouve adaptée à la première. Les deux trous produits par le croisement de la fente transversale et de la fente angulaire sont d'autant plus rapprochés ou éloignés que la fente transversale s'approche ou s'éloigne du sommet de l'angle.

Le sujet en expérience peut mesurer lui-même les dimensions de sa pupille : il fait glisser les deux plaques l'une sur l'autre jusqu'à ce que les

1. Follin, *Leçons sur l'exploration de l'œil*. Paris, 1863, p. 17.
2. Drouin, Thèse de Paris, *loc. cit.*

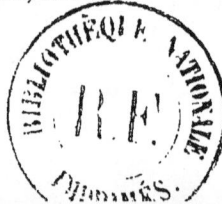

2

rayons visuels ne passent plus par les deux trous.
Lorsque ce résultat est obtenu, le point correspondant sur l'échelle micrométrique donne la dimen-
sion du diamètre de la pupille.

V. *Pupillomètre de R. Houdin* [1]. — Cet instrument, de construction très simple, est fondé sur
ce principe « que toutes les fois que l'œil n'est pas
accommodé pour les points qu'il regarde, il se
produit sur la rétine des cercles de diffusion, et le
diamètre de ces cercles, quand ils sont tangents,
est égal à la distance qui sépare les foyers lumineux du foyer antérieur de l'œil. »

Il se compose de deux écrans embrassés dans
un anneau qui les maintient à une distance de
12 millimètres de la cornée. L'un des écrans est
mobile sur l'autre et porte une tige qui sert à le
faire glisser sur le premier en même temps qu'elle
marque sur l'échelle micrométrique gravée sur
l'écran fixe le degré d'écartement des deux trous
ou le diamètre des cercles de diffusion.

On applique l'anneau sur l'un des deux yeux et
on engage le sujet à regarder au loin. On fait
glisser l'écran mobile jusqu'à ce que le patient
indique que les cercles se touchent. Il n'y a plus
qu'à lire le nombre de divisions, nombre qui marque le diamètre des deux cercles.

On répète plusieurs fois l'expérience pour cha-

1. Robert Houdin, *Compte rendu du Congrès d'ophtalmologie
de Paris,* 1867, p. 68.

que œil, et, en ouvrant ou en tenant fermé l'œil du côté opposé, on obtient les dimensions de la pupille avec ou sans réaction consensuelle.

VI. *Pupillomètre de Galézowski et Dubujadoux*[1]. — L'instrument de Galézowski, modifié par Dubujadoux, a pour but de mesurer la longueur de la droite qui sépare les deux tangentes parallèles menées à la circonférence représentant l'ouverture pupillaire.

« Il se compose d'une règle graduée sur laquelle peuvent glisser d'un bout à l'autre deux potences portant chacune deux bras horizontaux. Entre les deux talons sont tendus deux crins.

« Les deux crins, grâce à la mobilité des curseurs, peuvent s'éloigner ou se rapprocher tout en restant parallèles.

« Pour faire une mensuration, on applique d'abord une extrémité de la règle sur les racines du nez, de façon à prendre un point d'appui solide; on fait glisser les deux curseurs vers cette extrémité et l'on cherche ensuite à mener chacun des crins en regard du bord pupillaire qui lui correspond. Il suffit alors de lire sur la règle la distance comprise entre les deux crins pour avoir le diamètre de l'orifice pupillaire. »

VII. *Pupillomètre de Landolt*[2]. — Pour cet

1. Dubujadoux, Thèse de Paris, 1873, p. 7.
2. Landolt, *Compte rendu de la Société de biologie*, juillet 1875, p. 365.

auteur, les difficultés qui s'opposent à la mensuration exacte du diamètre de la pupille sont :

« 1° La parallaxe ou le déplacement que deux
points situés l'un devant l'autre paraissent exécu-
ter lorsque notre œil se déplace.

« Elle est produite par l'éloignement inévitable
entre la pupille observée et l'instrument gradué,
celui-ci devant rester écarté de la pupille, au
moins de la profondeur de la chambre anté-
rieure.

« 2° Les mouvements de l'œil observé que l'on
ne saurait jamais interrompre complètement.
Lorsqu'on vise le point de la mesure qui correspond à une extrémité du diamètre pupillaire, on
n'est plus sûr qu'à ce moment-là le point opposé
corresponde au zéro.

« 3° L'extrême sensibilité de la pupille aux dif-
férences d'éclairage. Les mains et l'instrument
qu'on approche de l'œil étant des causes suffisan-
tes pour influencer le diamètre pupillaire. »

L'appareil qu'il a construit pour tourner ces
difficultés se compose d'une tige graduée, termi-
née par un anneau à trois bornes, lesquelles permettent l'adaptation exacte à l'arcade sourcilière.
Sur cette tige glisse à frottement doux un disque
de cuivre dans lequel sont encastrées les deux
moitiés d'un verre prismatique, leurs sommets
dirigés en sens inverse.

« En fermant un œil et en approchant l'autre
de cette combinaison de prismes, de façon que la

ligne de séparation corresponde à un diamètre de notre pupille, nous voyons double. En effet, l'un des prismes dirige les rayons incidents dans une direction et l'autre dans une autre. La distance entre les doubles images augmente avec l'éloignement des prismes de l'objet observé ; elle diminue avec leur rapprochement. De sorte qu'à un éloignement donné correspond un écartement donné.

« La distance entre les doubles images est égale au double produit de la distance des prismes à l'objet par la tangente de l'angle de déviation de l'un des prismes. »

Il est facile de trouver la distance à laquelle les prismes produisent un écartement des doubles images qui corresponde au diamètre de la pupille. Dans ce cas, les doubles images se touchent par leurs bords et, à cette distance, la grandeur à laquelle correspond le dédoublement produit par les prismes nous donne directement le diamètre de la pupille.

Ce pupillomètre évite la première et la troisième erreur mentionnées plus haut puisque la mesure se fait à distance. La seconde est également évitée puisque les mouvements de l'œil restent sans influence, la pupille étant pour ainsi dire mesurée avec elle-même. Mais le maniement de cet instrument devient difficile lorsqu'on l'applique à la mesure d'une ouverture pupillaire dont l'iris est très foncé ; car alors ce n'est plus chose facile que de faire toucher par leurs bords les images d'objets dont la limite n'est plus bien arrêtée, la couleur

ne tranchant plus nettement sur le fond qui la
supporte.

VIII. *Pupillomètre de Badal*[1]. — L'instrument
comprend un tube cylindrique de 15 centimètres
de longueur. Une extrémité est ouverte, l'autre est
fermée par deux écrans glissant l'un sur l'autre et
percés chacun d'un petit trou.

L'instrument est fondé sur le même principe que
le pupillomètre de R. Houdin, c'est-à-dire sur la
diffusion circulaire sur la rétine des points lumineux. Mais Houdin appliquait ce principe aux
seuls points lumineux situés au foyer antérieur
de l'œil, tandis que Badal a démontré « que toutes
les fois que deux points lumineux dessinent sur la
rétine des cercles de diffusion qui se touchent, le
diamètre de la pupille est précisément égal à
l'écartement de ces points lumineux *quelle que soit
leur distance de l'œil.* » En outre, d'après Badal,
plus les points sont éloignés de la cornée moins
sont grands les angles formés par les axes secondaires avec l'axe principal, et, par conséquent,
plus la théorie des lentilles est exacte.

Pour se servir de cet instrument, on applique
le tube sur l'œil dont on veut mesurer le diamètre pupillaire. L'autre œil étant ouvert et le sujet
regardant au loin, on amène les deux cercles de
difffusion au contact. Mais comme les points lumineux sont à une distance de 15 centimètres du

1. Badal, *Compte rendu de la Société de biologie*, mai 1876,
p. 156.

point normal et ce point à 15 millimètres de la
rétine, on a la formule suivante, en représentant
par P le diamètre de la pupille et par D les diamètres des cercles de diffusion :

$$P = \frac{0,015}{0,15} = \frac{1}{10} D.$$

IX. *Pupillomètre de O. Schirmer*[1]. — Le pupillomètre de Schirmer a été construit pour établir
les lois qui régissent les variations du diamètre pupillaire lorsque l'éclairage, d'une part,
et l'état d'adaptation de la rétine, d'autre part,
viennent à changer. Les pupillomètres déjà exis-
tants, devant être placés devant l'œil, diminuent
l'éclairage de l'œil à un degré variable et impos-
sible à évaluer. L'appareil de l'auteur peut se
mettre à côté de l'œil observé.

« Il consiste en un prisme rectangulaire monté
sur un statif et dont une face de cathète est étamée. L'angle droit du prisme est tourné du côté
de l'œil observé; la face étamée est parallèle à la
ligne visuelle de cet œil. La face qui correspond
à l'autre cathète se trouve dans un plan frontal et
un peu au-devant de l'œil observé. Dans cette
face, l'observateur, placé latéralement par rapport à l'observé, voit par réflexion simple l'image
de celui-ci. Le diamètre horizontal de cette pu-

1. Schirmer, *Utersuchungen zur Physiologie der Pupillenweite*. (A. von Graef's, *Arch.*, 1894, t. XL, 5, p. 8). *Revue générale d'ophtalmologie*, 1895, p. 105.

pille paraît raccourci perspectivement, tandis que
son diamètre vertical conserve sa longueur véri-
table. C'est lui qu'on mesure à l'aide d'une règle
verticale placée devant la troisième face du prisme
et divisée en demi-millimètres. Grâce à la réflexion
qui a lieu sur la face étamée du prisme (et aux
déviations latérales dues à la réfraction sur les
deux autres faces), on peut faire coïncider exactement l'image de cette règle avec celle de la pupille, dont on peut mesurer le diamètre vertical à
un quart de millimètre près. »

X. *Pupillomètre de Ch. Henry*[1]. — Il a pour
but de séparer la lumière qui tombe sur l'iris de
la lumière qui tombe sur la rétine, et de reconnaître la dilatation propre de l'iris sans action réflexe.

« Cet appareil consiste en un tube formé par la
réunion de trois tubes de diamètre de plus en plus
grand à partir du tube oculaire. Le premier tube,
armé d'un obturateur percé d'un petit trou, est
muni d'une coquille qui permet de fixer l'œil à
la distance voulue ; le dernier tube est fermé par
un verre dépoli de 10 centimètres de diamètre
sur lequel ressortent en blanc, avec des numéra-
tions, des cercles concentriques. Toutes les por-
tions périphériques du verre dépoli qui ne sont
pas perçues par la rétine éclairent l'iris. On peut
donc reconnaître ce que produira sur la pupille la

1. Ch. Henry, *Compte rendu de l'Ac. des sciences*, juin 1895,
p. 1371.

suppression de l'éclairement d'une portion de l'iris en plaçant sur le verre dépoli des disques opaques (en cuivre noirci) dont les vides sont égaux aux surfaces apparentes de la pupille. On n'aura qu'à enlever brusquement ces écrans ; rien n'est changé pour la rétine, tout est changé pour l'iris. »

XI. *Application de la méthode graphique à l'étude du diamètre pupillaire.* — Bellarminow[1], au moyen d'un dispositif très ingénieux, a pu enregistrer sur le papier sensible au bromure d'argent les changements de diamètre de la pupille. On trouvera dans le rapport de la Société d'ophtalmologie de Heidelberg la description de l'appareil et de la technique de l'examen.

II. — Causes d'erreur.

Pour arriver à des résultats exacts dans les recherches sur l'inégalité du diamètre des deux pupilles, il est nécessaire de suivre une marche uniforme qui permette d'obtenir des résultats comparables entre eux. D'après Heddaeus, il faut se poser les questions suivantes : Y a-t-il anisocorie?

1. Bellarminow, *Compte rendu de la Soc. d'opht. d'Heidelberg*, 1887; *In Pflüger's Archiv.* (Bd. XXXVIII).

Quelle est la largeur moyenne des deux pupilles?
Chaque pupille présente-t-elle les réactions directe
et consensuelle à la lumière? Quelle est l'étendue
et la rapidité de ces réactions? Les deux yeux
sont-ils également sensibles à la lumière et également
ment mobiles?

On devra encore rechercher l'action des excitations sensitives, sensorielles et psychiques. Il fau-
dra aussi examiner les fonctions de l'œil et des
différents organes.

Pour établir qu'il y a anisocorie, il n'est pas
besoin de recourir à l'emploi d'un instrument;
l'œil un peu exercé peut arriver à découvrir une
inégalité même très légère.

Il faut avoir soin d'examiner les deux yeux sous
un éclairage égal, l'inégalité pouvant se produire
par un éclairage plus fort d'un côté que de l'autre.

Ce fait paraît aller à l'encontre de la loi de
Weber, d'après laquelle la réaction directe à la
lumière est égale à la réaction consensuelle. Cependant, Brown-Séquard avait constaté chez les
poissons que la lumière possède une action directe
sur les éléments musculaires de l'iris. Ch. Henry,
au moyen du pupillomètre que nous avons décrit
plus haut, a constaté que le même fait existe pour
l'iris de l'homme. Il a établi la relation suivante
entre l'action de la lumière sur l'iris et l'action de
la lumière sur la rétine.

« Pour 1 millimètre carré d'iris soustrait à la
lumière, la dilatation varie de 1/8 à 1/13 de millimètre carré.

« Pour 1 millimètre carré central de la rétine soustrait à la lumière, la dilatation peut varier de 1 à 13 millimètres carrés. »

La largeur moyenne de la pupille peut être obtenue au moyen de la filière Charrière, du millimètre gradué ou de l'un des pupillomètres. Nous avons donné la préférence à celui de R. Houdin, qui a l'avantage d'être très portatif et d'une application facile. Il donne, en outre, les mesures directes et la mesure des réactions consensuelles.

Heddaeus insiste aussi sur le fait d'examiner les pupilles, tantôt avec un éclairage fort, tantôt avec un éclairage faible. La paralysie unilatérale du moteur oculaire commun peut, en effet, donner de l'anisocorie qui ne serait pas reconnue avec un éclairage faible. De même, l'anisocorie produite par l'excitation unilatérale du moteur commun pourrait échapper à l'examen fait sous un fort éclairage.

Les mêmes erreurs pourraient aussi se produire, mais en sens inverse, pour la paralysie ou l'excitation du sympathique.

CHAPITRE III.

I. — Anatomie de la voie réflexe de la réaction pupillaire.

L'inégalité pupillaire étant un fait reconnu, il reste à déterminer la cause productrice.

A ce point de vue, il nous paraît absolument oiseux de décrire tous les moyens d'investigation. Disons qu'en général toute pupille qui présente des réactions moins intenses que celle du côté opposé, lors de la recherche des différents réflexes, peut être considérée comme pathologique.

Les variations dans le diamètre de la pupille sont aussi fréquentes que sont nombreuses les causes qui les provoquent, causes qui ne sont autres que les excitations sensitivo-sensorielles et psychiques. La plus importante de ces causes est l'excitation de la rétine par la lumière. Ce n'est pas seulement l'excitation de la partie centrale[1] qui produirait le réflexe, mais aussi l'excitation de la partie périphérique, les fibres pupillaires du nerf

1. Heddaeus, *loc. cit.*

optique se distribuant « en nombre suffisant à la
périphérie pour rendre possible le réflexe pupillaire [1]. »

O. Schirmer a également établi que les fibres
pupillaires dans le nerf optique sont beaucoup
plus résistantes à la compression mécanique que
les fibres visuelles. Les processus inflammatoires,
diffus, rétrobulbaires ou intrabulbaires, les affectent de la même manière que les fibres visuelles.

L'interruption de l'arc réflexe rétino-pupillaire
donnera une inégalité dans la réaction lumineuse
suivant que cette dernière sera provoquée d'un
côté ou de l'autre, mais elle ne donnera pas toujours une inégalité du diamètre pupillaire. L'anisocorie sera seulement permanente lorsque la voie
centrifuge sera interrompue. Lorsqu'il y a un obs-
tacle dans la voie centripète, la réaction à la lumière est abolie lorsque l'action lumineuse porte
sur le côté malade; mais lorsque l'action porte sur
les deux yeux, les fibres d'association et la réaction consensuelle assurent l'égalité dans le diamètre des deux pupilles. Par conséquent, la voie
réflexe de la réaction pupillaire est la seule qui
nous intéresse dans la production de l'anisocorie
par lésion organique [2].

Puisque l'anisocorie, lorsqu'elle est pathologi-

1. O. Schirmer, *Recherches sur la pathologie de la pupille et
sur les fibres pupillaires centripètes*, in *Revue médicale*, 1898,
n° 17, p. 100. (Von Graef's, *Archiv. für Opht.*, 1897, vol. XLIV,
n° 2, p. 358.)

2. Frenkel, *loc. cit.*

que, est ordinairement produite par un trouble de
la voie réflexe, c'est cette dernière seule qui va
nous occuper.

Le noyau d'origine se trouve situé dans l'étage
supérieur du pédoncule cérébral. « Il revêt dans
son ensemble la forme d'une petite colonne longi-
tudinale qui s'étend parallèlement à l'aqueduc de
Sylvius, depuis le noyau du pathétique jusqu'à la
partie supérieure du ventricule[1]. » Il se divise en
plusieurs autres noyaux secondaires : les noyaux
pairs, médians, à petites cellules, se rendent au
sphincter pupillaire, et le noyau impair, médian,
à grosses cellules, préside à l'accommodation.

L'étude de la voie réflexe de la réaction pupillaire a été résolue par plusieurs expériences dont
les résultats sont absolument concordants entre
eux.

Ces expériences sont dues à M. St. Bernheimer[2]. Cet auteur, pour arriver à ses conclusions,
a employé trois méthodes différentes :

D'une part, l'étude anatomique de cerveaux
d'embryons humains à différents âges.

En second lieu, l'étude anatomique de la région
des tubercules quadrijumeaux de six singes soumis à la méthode de dégénération de Marsch.

---

1. Testul., *Traité d'anatomie*. 1897, t. II, p. 441.
2. St. Bernheimer, *Von Graefe's Archiv. fur Ophth.*, 1898,
vol. XLVI, no 1, p. 1. — (La voie réflexe de la réaction pupillaire,
d'après des recherches anatomiques sur des cerveaux d'embryons
humains et des expériences sur les singes (*Presse médicale*, 1899,
no 47, p. 291).

Enfin, de nombreuses expériences de section du chiasma ou de la bandelette optique sur des animaux vivants.

Les résultats obtenus permettent de préciser les voies de la réaction pupillaire, réflexe et consensuelle. Voici les conclusions que donne M. Bernheimer :

1° « De nouvelles expériences (expériences de dégénération ou de section du chiasma sur les singes) ont prouvé d'une manière irréfutable la décussation partielle des fibres du nerf optique. »

« 2° Les fibres du nerf optique qui donnent lieu à la réaction pupillaire (fibres pupillaires) subissent aussi la décussation partielle dans le chiasma. Ces fibres pupillaires croisées en partie, suivent, mélangées avec les autres fibres visuelles, la bandelette optique, du chiasma au corps genouillé externe. De là, les fibres pupillaires contournent en partie la limite interne des corps genouillés externes tandis qu'une autre portion en traverse le bord interne; ces différentes fibres se réunissent alors en un faisceau compact à la limite supérieure de ce ganglion. Ce faisceau s'incurve alors au-dessus du corps genouillé interne, se dirige, en suivant un trajet arciforme à convexité tournée en haut vers le sillon latéral du tubercule quadrijumeau antérieur, et pénètre alors, en se dissociant en petits faisceaux, dans la substance du tubercule quadrijumeau antérieur. De là, il se porte, en décrivant un premier coude en arrière et en haut, puis un second en avant et en bas, jusqu'au niveau de l'aqueduc; puis il atteint enfin, avec ses extrémités dépourvues de myéline, la région latérale de la tête du noyau pair médian à petites cellules, les noyaux du sphincter.

« Dans ce faisceau il y a indubitablement, à droite comme à gauche, des fibres du nerf optique croisées et non croisées et des fibres pupillaires.

« Chaque noyau du sphincter se trouve ainsi en relation avec des fibres directes du nerf optique (fibres pupillaires) de l'œil du même côté et des fibres croisées de l'œil du côté opposé.

« En dehors de cette double connexion de chaque noyau du sphincter avec chaque œil par les fibres pupillaires partiellement croisées, il doit encore exister une connexion centrale de chacun des deux noyaux du sphincter entre eux, ainsi que le démontrent les expériences sur les animaux vivants. La nature de cette connexion centrale des deux noyaux a été démontrée d'une manière indiscutable.

« 3° Il est probable que cette connexion des deux noyaux est produite par le contact de longs prolongements de cellules ganglionnaires qui atteignent ou dépassent la ligne médiane, et que les préparations faites avec la méthode de Golgi mettent bien en évidence. D'après ces faits, l'idée de l'existence de fibres nerveuses spéciales à la réaction pupillaire, en un mot de fibres pupillaires, est non seulement justifiée, mais elle doit être admise forcément. Il paraît d'ailleurs établi que ces deux variétés de fibres du nerf optique se différencient aussi morphologiquement par leur épaisseur aussi bien dans la couche nerveuse de la rétine (Bernheimer) que dans le nerf optique (von Gudden, Reyer Retzins);

« 4° Il n'est par contre nullement démontré que les cellules amakrines de la rétine soient, ainsi que le suppose M. Schirmer, le premier membre de l'arc réflexe de la pupille. Toutes mes recherches ont montré que le ganglion de l'habenula, le noyau de Von Gudden et de Darkschewitsch ne commandent en aucune façon les mouvements de l'iris, et que le dernier ne peut être considéré que comme le noyau profond de la commissure postérieure.

« Enfin, j'ai montré par les expériences de dégénération, ainsi que par la méthode de Nissl de l'excitation première, que le noyau de la musculature interne siège sur l'aqueduc de Sylvius, entre les noyaux latéraux principaux, dans les parties les plus antérieures des tubercules quadrijumeaux antérieurs. Ce sont, d'une part, les noyaux pairs médians à petites cellules pour le sphincter irien, et le noyau impair médian à grosses cellules pour l'accommodation. Les variations d'intensité lumineuse de chaque œil parviennent au niveau du sphincter de chaque côté par les fibres pupillaires partiellement croisées; ces deux noyaux reliés entre eux transmettent cette excitation par l'intermédiaire de leurs fibres centrifuges directes qui cheminent dans la troisième partie. »

Les conclusions de M. Bernheimer concordent

3

avec les constatations de Heuschen, mais elles réfutent complètement les théories des auteurs qui, avec M. Mendel, admettaient une relation directe entre les fibres pupillaires de la bandelette optique et le ganglion de l'habenula. Les expériences de section médiane du chiasma chez le singe ont donné les mêmes résultats que ceux obtenus par M. Bechterew et par les expériences antérieures de M. Bernheimer[1].

Trajet extra cérébral. — Les fibres pupillaires suivent le trajet de l'oculo-moteur jusqu'à l'intérieur de l'orbite. « Ce nerf prend naissance sur le côté interne des pédoncules cérébraux, entre la protubérance annulaire et les tubercules mamillaires. Il quitte le pédoncule, se dirige obliquement en avant, en dehors et un peu en haut vers le côté externe de la lame quadrilatère du sphénoïde. Là, il perfore la dure-mère, pénètre dans l'épaisseur de la paroi externe du sinus caverneux, et suivant, à partir de ce point, un trajet postéro-antérieur, il gagne la fente sphénoïdale et pénètre dans l'orbite. »

Trajet intra-orbitaire. — Les fibres pupillaires prennent le chemin de la branche inférieure de l'oculo-moteur, et, après sa division, celui du rameau destiné au petit oblique, dont elles se détachent pour faire partie de la grosse racine ou racine motrice du ganglion ophtalmique. Ce dernier

1. Frenkel, *loc. cit.*

est situé sur le côté externe du nerf optique, à la réunion de son tiers postérieur avec ses deux tiers antérieurs. C'est ce ganglion qui donne naissance, sur ces deux angles antérieurs, aux nerfs ciliaires.

On en distingue un groupe supérieur composé de trois ou quatre rameaux, et un groupe inférieur, plus important, qui en renferme cinq à sept. Les huit ou dix rameaux, bientôt rejoints par les nerfs ciliaires que fournit directement le nerf nasal (longs nerfs ciliaires), se portent vers le globe oculaire en décrivant des flexuosités nombreuses ; ils sont très fins et baignent en plein dans le tissu cellulo-graisseux qui entoure le nerf optique. Parvenus au globe oculaire, les nerfs ciliaires perforent la sclérotique tout autour de l'entrée du nerf optique ; ils cheminent alors, comme autant de méridiens, entre la sclérotique et la choroïde jusqu'au muscle ciliaire, sur la face externe duquel s'échappent en divergeant de nombreux petits filets terminaux pour le muscle ciliaire, pour l'iris et pour la cornée.

II. — Anisocories pathologiques.

Toute anisocorie pathologique est produite soit par miosis, soit par mydriase de l'une des deux pupilles. La différence dans l'amplitude des réactions réflexes indiquera quelle est la pupille pathologique.

La mydriase peut être spasmodique, c'est-à-dire
due à l'excitation des fibres pupillaires du grand
sympathique, ou paralytique, et elle reconnaît alors
comme cause une paralysie des filets du moteur
commun.

Dans les cas de mydriase spasmodique, les réactions à la lumière et à l'accommodation sont conservées, mais l'ésérine a peu d'effet. De plus, on trouvera d'autres signes d'excitation du sympathique :
exagération de la fente palpébrale, de la sécrétion
lacrymale, troubles vaso-moteurs, etc.

Si la mydriase tient à une paralysie du moteur
commun, les réactions à la lumière et à l'accommodation sont abolies. L'atropine est sans action ;
l'excitation du sympathique augmente la dilatation.

Le miosis peut être spasmodique sous la dépendance des filets pupillaires du moteur commun,
ou paralytique, sous l'action inhibitoire du grand
sympathique.

Dans le cas de miosis spasmodique, la lumière,
la convergence, l'atropine et l'ésérine sont sans
action.

Dans le miosis paralytique, les excitations du
sympathique sont sans effet. On pourra constater,
en outre, d'autres signes de paralysie du sympathique[1].

Les anisocories pathologiques ont été divisées en
organiques et fonctionnelles. Les premières sont

1. Frenkel, *loc. cit.*

dues à des lésions anatomiques à localisations plus ou moins précises ; les secondes ne sont que l'expression d'un trouble qui retentit sur la pupille par l'intermédiaire du sympathique.

ANISOCORIES ORGANIQUES[1].

1° Dans les affections oculaires, l'anisocorie est plutôt sous la dépendance d'actions vaso-motrices que produite par des influences nerveuses. Dans tous les cas, ces influences nerveuses n'ont pas encore été résolues.

2° L'anisocorie de cause intra-orbitaire est toujours sous la dépendance d'une compression.

3° Les différentes maladies des méninges, des vaisseaux, de la substance cérébrale et de la boîte cranienne peuvent produire l'inégalité pupillaire, soit par compression des fibres pupillaires, soit par excitation ou destruction des centres nerveux. Les cas les plus nombreux ont été étudiés dans la paralysie générale, la syphilis des centres nerveux, les hémorragies cérébrales, protubérantielles et cérébelleuses, dans les cas de méningite et de tumeurs.

Dans toutes ces affections, l'anisocorie est due à des lésions des fibres constrictrices. Il y a peu d'observations d'inégalité pupillaire par lésion des fibres dilatatrices, c'est-à-dire par lésion des fibres

1. Frenkel, *loc. cit.*

sympathiques d'origine cérébrale; mais l'expérimentation a mis hors de doute l'existence dans l'encéphale de voies sympathiques pour la pupille.

4° Les expériences de Pourfour du Petit, contrôlées depuis par différents auteurs et qui prouvent l'action du grand sympathique sur la pupille, impliquent nécessairement un contre-coup sur la pupille de toute lésion des organes contenus dans le canal rachidien. Ici, nous trouvons en première ligne l'ataxie locomotrice, l'atrophie musculaire progressive comme pouvant produire l'anisocorie. Il ne faut pas non plus oublier le mal de Pott et les compressions par fracture, luxation ou tumeur des vertèbres.

5° Enfin, certaines maladies viscérales peuvent, par lésion du sympathique, amener de l'inégalité pupillaire. Celles que l'on a le plus souvent incriminées sont les maladies de l'appareil circulatoire et surtout les dilatations de la crosse de l'aorte et les anévrismes.

Les tumeurs et les suppurations des ganglions cervicaux et bronchiques produisent l'anisocorie par le même mécanisme.

Dans les affections pulmonaires, l'inégalité pupillaire se trouve surtout dans les cas de tuberculose du sommet ou de pleuro-pneumonies.

ANISOCORIE FONCTIONNELLE.

Surtout étudiée par Roques, cette anisocorie est produite par une excitation du sympathique; elle se traduit par une mydriase spasmodique unilatérale correspondant au côté qui est le siège de la lésion.

Elle a pour cause toute lésion unilatérale soit du tronc, soit des membres. On la trouve aussi dans certaines intoxications et dans les maladies infectieuses.

Elle peut être provoquée par la faradisation de la peau.

Certaines névroses peuvent également la produire. L'hystérie et l'épilepsie ont été le plus souvent mises en cause.

CHAPITRE IV.

OBSERVATION I.

(FRENKEL, *Revue de médecine*, 1897.)

C... (Jules), vingt-trois ans, en observation depuis le 18 février 1896.

A été toujours bien portant et a fait son service militaire.

A remarqué lui-même depuis longtemps qu'il a de l'inéga-lité pupillaire, mais ne sait pas à quelle date celle-ci re-monte.

Système nerveux intact; pas de zones d'anesthésie; force musculaire : pression, main droite, 44 kilogrammes; main gauche, 40 kilogrammes; ni troubles trophiques, ni troubles vaso-moteurs.

Organes respiratoires, de la circulation, hématopoïétiques ne présentent rien de particulier.

Pas de syphilis, ni de paludisme, ni d'alcoolisme, ni d'in-toxication d'aucune espèce.

Ouïe, odorat, goût normaux. Pas d'asymétrie cranienne ni faciale. Périmètre cranien, symétrique, 63 centimètres de circonférence; diamètre antéro-postérieur, 19 centimètres; diamètre transversal, 17 centimètres. Indice céphalométri-que, 89,5.

Pupilles mesurées avec le millimètre gradué au $1/10^e$.

$PD = 3^{mm}$, $PG = 4^{mm}$;

Avec le pupillomètre de Robert Houdin [1] : PD $=2^{mm}$ 1/2 à 3^{mm} 1/2 ; PG $= 3^{mm}$ 1/2 à 4^{mm} 1/2.

Les deux pupilles réagissent d'une façon normale à la lumière, à l'accommodation, ainsi qu'aux excitations cutanées et psychiques.

Les mydriatiques dilatent normalement les deux pupilles (cocaïne, homatropine). Les miotiques les rétrécissent d'une facon normale.

Réfraction et acuité visuelle. — Sans lunettes : OD $=$ V 1/8, OG $=$ V 1/10.

Après correction : OD $=-3D$
Cyl $-1D$ axe horiz. $\Big\}$ V. $1\frac{1}{4}$.

OG $=-3D$
Cyl $-1,25$ D axe horiz. $\Big\}$ V. $1\frac{1}{2}$.

Accommodation. — Degré de l'amplitude accommodative : OD $=8D$, OG $=8D$.

L'amplitude de la convergence paraît normale.

C... ne porte pas de lunettes.

Champ visuel. — Pour le blanc : OD $=$ en haut 58°, en bas 85°, côté temporal 90°, côté nasal 58° ; OG $=$ en haut 58°, en bas 75°, côté temporal 70°, côté nasal 63°. Pas de rétrécissement du champ visuel pour les couleurs. Pas de scotomes.

Sens chromatique normal.

Fond de l'œil normal.

Diagnostic. — Anisocorie PG $>$ PD ; astigmatisme myopique et myopie moyenne, avec différence de 0,25 D, OG $>$ OD ; acuité au-dessus de 1, VG $>$ VD.

---

1. Le premier des deux chiffres notés avec l'instrument de R. Houdin indique l'état d'une pupille alors que l'autre œil est ouvert ; le deuxième chiffre indique la grandeur de la même pupille lorsque l'autre œil est fermé.

OBSERVATION II.

(FRENKEL, *Revue de médecine*, 1897.)

G... (Jules), vingt et un ans, étudiant en médecine,

Antécédents de famille : père présente des signes de mono-
manie ; un oncle maternel mort d'urémie.

Antécédents personnels : rougeole, coqueluche, scarlatine,
variole ; otite interne et surdité de l'oreille gauche. Ni syphilis, ni paludisme, ni saturnisme, ni alcoolisme, ni tabagisme. A eu des crises d'hyperexcitabilité nerveuse à la
suite d'un curettage de l'oreille moyenne à l'âge de vingt
ans. Sujet à de l'emportement. Pas de céphalées.

Système nerveux : motilité nulle part affaiblie. Force
musculaire au dynamomètre : main droite, 47 kilogrammes.
main gauche, 39 kilogrammes ; sensibilité normale ; pas de
plaques d'anesthésie. Pas de troubles trophiques ni vaso-
moteurs. Les sens normaux, sauf l'oreille gauche ; organes
respiratoires, circulatoires, hématopoïétiques, urinaires, etc.,
normaux.

Pupilles. — Avec le pupillomètre de R. Houdin : PD $= 2$
à 3^{mm}, PG $= 2^{mm}$ 1/2 à 3^{mm} 1/2.

Réaction des deux pupilles à la lumière, à l'accommodation, aux excitations sensitivo-sensorielles normales. La
cocaïne et l'atropine font dilater les deux pupilles d'une
façon normale, l'ésérine les rétrécit.

Réfraction et acuité visuelle. — Sans verres : OD $=$ V
9/10, OG $=$ V 1. Aucun verre n'améliore, même après atro-
pinisation.

Accommodation. — Degré d'amplitude d'accommodation : OD $= 10$ D, OG $= 10$ D. Convergence normale.

Champ visuel. — Pour la lumière blanche :

OD : en haut $= 75°$, en bas $= 75°$, côté temporal $= 60°$,

côté nasal $= 55°$;

OG : en haut $= 48°$, en bas $= 75°$, côté temporal $= 50°$,

côté nasal $= 45°$.

Champ visuel pour les couleurs : mêmes dimensions, à peu de chose près, que pour la lumière blanche, avec succession ordinaire des couleurs. Pas de scotome. — Sens chromatique normal.

Rien d'anormal au fond de l'œil.

Pas d'asymétrie cranienne ni faciale.

Diagnostic. — Anisocorie PG $>$ PD ; réfraction normale ; acuité visuelle VG $>$ VD, en somme normale. Stigmates d'hystérie peu certains.

OBSERVATION III.

(FRENKEL, *Revue de médecine*, 1897.)

J... (Marie), onze ans. En observation depuis le 9 mars 1896.

Rien de spécial dans ses antécédents héréditaires ni personnels. Vient à la consultation de clinique de M. le professeur Gayet pour la réfraction.

Pas d'affection du côté du système nerveux, de la respiration, circulation, ni du côté des autres organes internes.

Pas d'asymétrie cranienne ni faciale. Organes des sens normaux.

Pupilles. — Avec le pupillomètre de R. Houdin : PD $= 2^{mm} 1/2$ à 3^{mm} ; PG $= 3^{mm}$ à $3^{mm} 1/2$. Réaction à la lumière, l'accommodation, à la faradisation de la peau, normales. La cocaïne et l'homo-atropine dilatent, l'ésérine resserre les deux pupilles.

Réfraction et acuité visuelle :

$$OD = \text{cyl} + 3D, \text{axe } 90° \text{ V } 1/4.$$
$$OG = \text{cyl} + 2,5D, \text{axe } 90° \text{ V } 1/3.$$

Rien d'anormal au fond de l'œil.

Champ visuel. — Lumière blanche :

OD : en haut $= 75°$, en bas $= 50°$, côté temporal $= 60°$, côté nasal $= 42°$.

OG : en haut $= 75°$, en bas $= 55°$, côté temporal $= 58°$, côté nasal $= 78°$.

Couleurs, mêmes rapports. Pas de scotome.

Sens des couleurs normal.

Accommodation. — OD $= 12D$, OG $= 12D$.

Diagnostic. — Anisocorie PG $>$ PD, légère anisométropie d'astigmatisme hyperopique, HD $>$ HG, acuité visuelle diminuée, VG $>$ VD.

OBSERVATION IV.

(FRENKEL, *Revue de médecine*, 1897.)

V... (Hélène), neuf ans. En observation depuis le 3 avril 1896.

Cette enfant est atteinte d'une chorée de Sydenham, plus prononcée à gauche. — Otite moyenne double. — Blépharite ciliaire. — Tache cornéenne centrale à droite.

Pour tous les autres appareils et organes, résultat négatif.

En particulier, pas d'asymétrie faciale ni cranienne.

Pupilles. — Avec l'appareil de R. Houdin : PD $= 3^{mm}$ à 4^{mm} ; PG $= 2^{mm} 1/2$ à $3^{mm} 1/2$.

Réaction à la lumière, à l'accommodation, etc., normales; les mydriatiques et les miotiques ont leur action
habituelle.

Réfraction et acuité visuelle. — OD = 1D V1; OG = V1.

Accommodation. — OD = 13D ; OG = 13D. Convergence
normale.

Champ visuel :

OD : en haut = 65°, en bas = 62°, côté temporal = 67°,
côté nasal = 60°.

OG : en haut = 65°, en bas = 75°, côté temporal = 62°,
côté nasal = 60°.

Léger rétrécissement concentrique du champ visuel pour
les couleurs avec conservation de l'ordre normal.

Diagnostic. — Anisocorie PD > PG, avec légère myopie
1D du côté droit, MD > MG, et *tache centrale de la cornée*
OD.

OBSERVATION V.

(FRENKEL, *Revue de médecine*, 1887.)

L... (Marie), trente-six ans, ménagère. En observation
depuis le 13 avril 1896.

Présente divers accidents nerveux qu'on peut rapporter
tous à l'hystérie. Zones étendues d'anesthésie cutanée, à
siège variable, à limitation métamérique; anesthésie du
pharynx. Globe hystérique. Rétrécissement concentrique du
champ visuel pour la lumière blanche et les couleurs, le
rouge étant plus étendu que le bleu et le vert. La pression
sur les ovaires est douloureuse. Pas de crises convulsives.
Pas de paralysie ni contractures; pas de troubles trophiques,
ni vaso-moteurs, ni sécrétoires. L'audition, le goût et l'odo-

rat, ainsi que le tact, présentent une acuité égale des deux côtés.

Pas de modifications du côté des organes de la respiration, de la circulation, du foie et de la rate, de l'appareil uro-génital.

Mariée, elle n'a pas eu d'enfants ni de fausses couches.

Pas d'asymétrie cranienne, ni faciale.

Pas de syphilis, paludisme, alcoolisme, ni d'autre intoxication.

Pupilles examinées avec l'instrument de R. Houdin :

Près de l'unique fenêtre du laboratoire : $PD = 2^{mm}$ à $2^{mm} 1/2$.

Près de l'unique fenêtre du laboratoire : $PG = 2^{mm} 1/2$ à 3^{mm}.

A la distance de 2 mètres de la même fenêtre : $PD = 3^{mm}$ à 3^{mm}.

A la distance de 2 mètres de la même fenêtre : $PD = 3^{mm}$ à 4^{mm}.

Réaction des deux pupilles à la lumière, à l'accommodation égales et normales; à la piqûre de la peau du front nulle des deux côtés. L'atropine, la cocaïne agissent bien des deux côtés, de même l'ésérine.

Accommodation. — OD $= 6D$, OG $= 6D$.

Réfraction et acuité visuelle. — OD $=$ V1, OG $=$ V2/3. Verres n'améliorent pas.

Champ visuel. — A la lumière blanche :

OD : en haut $= 32^o$, en bas $= 32^o$, côté temporal $= 54^o$, côté nasal $= 26^o$;

OG : en haut $= 30^o$, en bas $= 29^o$, côté temporal $= 45^o$, côté nasal $= 32^o$.

Pour le rouge :

OD : en haut $= 29^o$, en bas $= 29^o$, côté temporal $= 43^o$, côté nasal $= 20^o$;

OG : en haut = 25°, en bas = 20°, côté temporal = 35°,
côté nasal = 20°.

Pour le bleu :

OD : en haut = 27°, en bas = 26°, côté temporal = 38°,
côté nasal = 20° ;

OG : en haut = 18°, en bas = 16°, côté temporal = 30°,
côté nasal = 18°.

Pour le vert :

OD : en haut = 25°, en bas = 24°; côté temporal = 36°,
côté nasal = 15° ;

OG : en haut = 17°, en bas = 15°, côté temporal = 26°,
côté nasal = 16°.

Pas de scotome central.

Sens chromatique non altéré.

Fond de l'œil normal.

Diagnostic. — Anisocorie PG > PD, réfraction normale, acuité visuelle normale VD > VG, hystérie avec rétrécissement du champ visuel.

OBSERVATION VI.

(FRENKEL, *Revue de médecine*, 1897.)

B... Alexandre, vingt-cinq ans, interne de la clinique des maladies mentales. En observation depuis le 16 avril 1896.

A lui-même constaté l'existence chez lui de l'inégalité pupillaire et a fait constater ce fait par ses collègues, internes à Bron. La première constatation remonte à l'âge de vingt ans.

A l'œil nu, paraît présenter de l'asymétrie cranienne et faciale, mais avec le conformateur des chapeliers, le crâne paraît symétrique.

Système nerveux. Aucun trouble des diverses fonctions : mobilité, sensibilité, trophiques, vaso-moteurs, sécrétoires. Tous les sens sont à l'état normal.

L'examen des appareils organiques ne révèle rien de particulier.

Pas de syphilis, ni de paludisme, ni alcoolisme, ni tabagisme.

Pupilles mesurées avec le pupillomètre de R. Houdin :

Devant la fenêtre du laboratoire : PD $= 5^{mm} - 5^{mm}$; PG $= 3^{mm}$ 1/2 $- 3^{mm}$ 1/2.

A la distance de 2 mètres de la même fenêtre : PD $= 7^{mm}$ 1/2 $- 7^{mm}$ 1/2; PG $= 6^{mm}$ 1/2 $- 6^{mm}$ 1/2.

Les pupilles réagissent d'une façon normale à la lumière et à l'accommodation; on n'a pas recherché le réflexe de Schiff. Les mydriatiques et les miotiques ont une action normale.

Accommodation. — Amplitude accommodative : OD $=$ 8D, OG $=$ 8D.

Convergence bonne.

Réfraction et acuité visuelle. — OD $= - 2,5D$ V9/10, OG $= - 3D$ V9/10.

Champ visuel. — Rétrécissement concentrique avec conservation de l'ordre des couleurs :

Pour le blanc :

OD : en haut $= 36°$, en bas $= 55°$, côté temporal $= 62°$, côté nasal $= 52°$;

OG : en haut $= 55°$, en bas $= 58°$, côté temporal $= 67°$, côté nasal $= 46°$.

Pour le bleu :

OD : en haut $= 32°$, en bas $= 30°$, côté temporal $= 42°$, côté nasal $= 30°$.

OG : en haut = 30°, en bas = 45°, côté temporal = 38°,
côté nasal = 44°.

Pour le rouge :

OD : en haut = 30°, en bas = 28°, côté temporal = 45°,
côté nasal = 28° ;

OG : en haut = 30°, en bas = 42°, côté temporal, = 52°,
côté nasal = 32°.

Pour le vert :

OD : en haut = 25°, en bas = 40°, côté temporal = 42°,
côté nasal = 26° ;

OG : en haut = 18°, en bas = 30°, côté temporal = 48°,
côté nasal = 26°.

Pas de scotome. Sens chromatique normal. Fond de l'œil normal.

Diagnostic. — Anisocorie constatée depuis cinq ans, PD > PG. Myopie moyenne, MG > MD; acuité normale, VD = VG. Rétrécissement concentrique du champ visuel, CVG > CVD.

OBSERVATION VII.

(FRENKEL, *Revue de médecine*, 1897.)

K... (Pierre), vingt et un ans. Élève de l'École de santé militaire. En observation depuis le 30 avril 1896.

Pas d'asymétrie cranienne. Périmètre céphalique, symétrique, 57 centimètres. Diamètre antéro-postérieur, 18c5 ; diamètre transversal, 16 centimètres. Indice céphalométrique, 86,5. Nez dévié légèrement à droite, par déviation de la cloison nasale.

Pas d'antécédents héréditaires ni personnels.

Mobilité normale; force musculaire : main droite, 42 kilogrammes; main gauche, 35 kilogrammes. Sensibilité normale ; de même innervation trophique, vaso-motrice, etc. Organes de sens normaux.

L'examen des viscères ne donne rien digne d'être noté.

Pupilles mesurées avec le pupillomètre de R. Houdin :

30 avril, loin de la fenêtre : PD $= 3^{mm} - 4^{mm} 1/2$, PG $= 2^{mm} 1/2 - 5^{mm} 1/2$.

16 mai, loin de la fenêtre : PD $= 3^{mm} - 5^{mm}$, PG $= 3^{mm} - 6^{mm}$.

26 juin, près de la fenêtre : PD $= 3^{mm} - 5^{mm} 1/2$, PG $= 2^{mm} - 4^{mm}$.

26 juin, loin de la fenêtre : PD $= 3^{mm} 1/2 - 6^{mm}$, PG $= 3^{mm} - 5^{mm} 1/2$.

Réaction des pupilles à la lumière normale, peut-être un peu plus vive à gauche qu'à droite (plus vive à gauche dans deux examens, plus vive à droite dans un examen, égale des deux côtés dans un examen).

Réaction à l'accommodation normale. La cocaïne dilate les pupilles, l'ésérine les rétrécit.

Pupilles mesurées avec la filière de Charrière :

Chambre noire, éclairage faible : PD $= 7^{mm} 1/3$, PG $= 7^{mm} 1/3$.

Accommodation. — Amplitude accommodative : OD $= 10D$, OG $= 10D$.

Réfraction et acuité visuelle. — Sans verres : OD $=$ V 1,4, OG $=$ V 1,4; avec verres correcteurs : OD $=$ V 1,4, OG $=$ cyl. $+$ 0,5D, axe vertical V 1,6.

Champ visuel. — Pour le blanc et les couleurs, sensiblement le même :

OD : en haut $= 75°$, en bas $= 65°$, côté temporal $= 63°$,
côté nasal $= 58°$;

OG : en haut $= 75°$, en bas $= 65°$, côté temporal $= 60°$,
côté nasal $= 60°$.

Pas de scotome central. Sens des couleurs normal. Fond de l'œil normal.

Diagnostic. Anisocorie PG $\gtreqqless$ PD à l'œil nu, résultats variables suivant l'intensité de l'éclairage, les pupilles tendant à devenir égales dans l'obscurité et l'inégalité s'accentuant par l'éclairage. L'examen avec le pupillomètre de R. Houdin, à des époques différentes, montre qu'il s'agit d'une mydriase à bascule (*springende Mydriasis* des Allemands). Astigmatisme hyperopique insignifiant, AHG. Acuité supérieure à 1, VG > VD. Légère déviation du nez à droite.

OBSERVATION VIII.

(FRENKEL, *Revue de médecine*, 1897.)

P... (Alphonse), vingt-neuf ans, étudiant en médecine. En observation depuis le 20 mai 1896.

Fièvre typhoïde, fin 1893; pendant la convalescence, amnésie complète des notions acquises. A constaté depuis longtemps de l'inégalité pupillaire, PG > PD, sans se rappeler à quelle époque il l'a constatée pour la première fois.

Système nerveux ne présente aucune anomalie; tous les viscères intacts ; les sens également intacts ; pas d'asymétrie cranienne ou faciale.

Pupilles mesurées avec l'instrument de R. Houdin :

$$PD = 3^{mm} 1/2 - 4^{mm}, \quad P\acute{G} - 3^{mm} - 4^{mm}.$$

Elles réagissent bien à la lumière, à l'accommodation, aux excitations cutanées et psychiques; les mydriatiques les dilatent d'une façon normale, les miotiques les rétrécissent.

Accommodation. — OD = 9D, OG = 9D.

Réfraction et acuité visuelle :

$$OD = -8D \; V \; 2/3, \quad OG = -5D \; V \; 1.$$

Champ visuel. — Pour la lumière blanche :

OD : en haut $= 58^o$, en bas $= 50^o$, côté temporal $= 63^o$,
côté nasal $= 56^o$;

OG : en haut $= 70^o$, en bas $= 62^o$, côté temporal $= 60^o$,
côté nasal $= 45^o$.

Pour les couleurs, mêmes dimensions.

Avec l'éclairage faible, on ne trouve pas de scotome pathologique.

Bien qu'il n'y ait pas de rétrécissement du champ visuel pour les couleurs, P... confond avec les deux yeux le rouge avec le vert, le bleu avec le violet, le rouge groseille avec le bleu, le marron avec le vert.

Diagnostic. — Anisocorie PG $>$ PD apparente, non confirmée par le pupillomètre ; myopie MD $>$ MG avec une différence de 3D ; acuité visuelle abaissée à droite VG $>$ VD ; dyschromatopsie.

OBSERVATION IX.

(FRENKEL, *Revue de médecine*, 1897.)

B... (Armand), dix-neuf ans, élève de l'École de santé militaire. En observation depuis le 26 juillet 1896.

Rien de spécial à noter comme antécédents héréditaires ou personnels.

Système nerveux et viscères n'offrent rien de pathologique ; pas d'asymétrie cranienne ou faciale ; la pupille droite est, à l'œil nu, plus grande que la pupille gauche.

Pupilles. — Avec la filière de Charrière (chambre noire) :

PD $= 6^{mm}$ 2/3, PG $= 6^{mm}$.

Avec le pupillomètre de R. Houdin :

PD $= 6^{mm} - 7^{mm}$ 1/2, PG $= 6^{mm} - 6^{mm}$ 1/2.

Autre examen :

$$PD = 6^{mm} — 6^{mm} 1/2, \quad PG = 5^{mm} — 6^{mm} 1/2.$$

Elles réagissent bien à la lumière et à l'accommodation, et se comportent normalement vis-à-vis des mydriatiques et miotiques.

Réfraction et acuité visuelle :

$$OD = V1\ 1/4, \quad OG = V1\ 1/4.$$

Accommodation. — Amplitude : OD = 8D, OG = 8D. Amplitude de convergence normale.

Champ visuel. — Pas de rétrécissement du champ visuel ni pour le blanc ni pour les couleurs ; pas de scotome central, avec un faible éclairage ; sens de couleurs normal ; fond de l'œil normal.

Diagnostic. — Anisocorie PD > PG, pas d'anisométropie, acuité au-dessus de 1, égale des deux côtés.

OBSERVATION X.

(FRENKEL, *Revue de médecine*, 1897.)

Bl... (Balthasar), dix-huit ans, jardinier. En observation depuis le 6 octobre 1896.

En examinant attentivement les organes thoraciques, on trouve un rétrécissement mitral qui n'a pas empêché Bl... d'exercer sa profession de jardinier, ni de s'engager plus tard pour trois ans au service militaire, malgré notre avis formel. Tous les autres organes viscéraux sont normaux.

Pas d'asymétrie cranienne ou faciale.

A l'œil nu, inégalité pupillaire très nette, pupille droite plus grande que la gauche ; système nerveux normal, pas de troubles sensitifs, moteurs, trophiques ou vaso-moteurs ; au dynamomètre, la main droite donne 50 kilogrammes de pression, la main gauche 46 kilogrammes.

Pupilles mesurées avec la filière de Charrière :

Dans l'ombre :
$$PD = 9^{mm}, \quad PG = 8^{mm} 2/3.$$

Devant la fenêtre :
$$PD = 4^{mm} 1/3, \quad PG = 4^{mm} 1/3.$$

Avec le pupillomètre de R. Houdin :
$$PD = 4^{mm} \text{ à } 7^{mm}, \quad PG = 3^{mm} \text{ à } 6^{mm}.$$

Les réactions directe et consensuelle à la lumière sont donc normales, de même celles à l'accommodation et aux piqûres de la peau du front. La cocaïne et l'ésérine sont suivies de la dilatation et du rétrécissement respectifs de la pupille.

Réfraction et acuité visuelle :

$$OD = + 1D \text{ sph. V1.}$$
$$OG = - 0,5D \text{ sph.}$$
$$- 1,5D \text{ cyl. axe vert.} \Big\} \text{ V1.}$$

Amplitude accommodative. — OD — 9D, OG — 9D.
Amplitude de la convergence normale.

Champ visuel. — Pour le blanc :
OD : en haut = 45°, en bas = 60°, côté temporal = 72°,
côté nasal = 58° ;
OG : en haut = 43°, en bas = 62°, côté temporal = 64°,
côté nasal = 56°.

Pour le bleu :
OD : en haut = 34°, en bas = 29°, côté temporal = 58°,
côté nasal = 42° ;
OG : en haut = 36°, en bas = 48°, côté temporal = 52°,
côté nasal = 42°.

Pour le rouge :

OD : en haut = 30°, en bas = 40°, côté temporal = 65°,
côté nasal = 33° ;

OG : en haut = 20°, en bas = 28°, côté temporal = 36°,
côté nasal = 26°.

Pour le vert :

OD : en haut = 18°, en bas = 20°, côté temporal = 30°,
côté nasal = 20° ;

OG : en haut = 15°, en bas = 15°, côté temporal = 28°,
côté nasal = 22°.

Avec l'éclairage faible, pas de scotomes. Sens chromatique normal. Fond de l'œil : OD normal; OG petit staphylome postérieur.

Diagnostic. — Anisocorie PD > PG ; astigmatisme mixte myopique OG ; réfraction à gauche plus forte qu'à droite RG > RD ; acuité normale, égale des deux côtés.

OBSERVATION XI.

(FRENKEL, *Revue de médecine*, 1897.)

Sœur..., quarante et un ans, pharmacienne. En observation depuis le 10 octobre 1896.

Père mort d'une maladie du cœur à soixante-seize ans, mère morte d'une fluxion de poitrine à soixante et onze ans. Onze frères et sœurs, dont quatre morts. N'a jamais fait attention à l'état de ses pupilles et ne sait pas si ses frères ou sœurs présentent une anomalie ; elle-même offre de l'inégalité pupillaire qui nous a frappé. Elle n'a jamais fait de maladies.

L'examen du système nerveux ne révèle rien d'anormal. La force musculaire mesurée à la main donne : du côté droit, 33 kilogrammes ; du côté gauche, 31 kilogrammes. Les organes des sens sont normaux ; cependant, du côté du nez, on constate de l'hypertrophie des cornets des deux côtés, mais le côté gauche est plus malade. Pas de troubles pathologiques du côté des viscères.

Il n'y a pas d'asymétrie faciale ni cranienne bien nette. L'indice céphalique est de 80 (diam. ant.-post. 20, diam. transv. 16).

Pupilles. — A l'œil nu, la pupille gauche paraît plus grande que la pupille droite.

Filière de Charrière : PD $=$ 4^{mm} 2/3, PG $=$ 5^{mm}, éclairage moyen.

Pupillomètre de R. Houdin : PD $=$ 3^{mm} à 3^{mm} 1/2, PG $=$ 3^{mm} 1/2 à 4^{mm} 1/2.

Réactions à la lumière et à l'accommodation normales, la cocaïne et l'ésérine ont leur effet habituel.

Réfraction et acuité visuelle. — OD $=$ sph. $+$ 1D V 1.
                                      OG $=$ sph. $+$ 1D V 1.

Accommodation. — Amplitude OD $=$ 7D, OG $=$ 7D.

Champ visuel. — Rétrécissement concentrique.

Pour le blanc :

OD : en haut $=$ 28°, en bas $=$ 45°, côté temporal $=$ 59°, côté nasal $=$ 58° ;

OG : en haut $=$ 33°, en bas $=$ 46°, côté temporal $=$ 54°, côté nasal $=$ 45°.

Pour le bleu :

OD : en haut $=$ 30°, en bas $=$ 54°, côté temporal $=$ 45°, côté nasal $=$ 47° ;

OG : en haut $=$ 30°, en bas $=$ 30°, côté temporal $=$ 45°, côté nasal $=$ 45°.

Pour le rouge :

OD : en haut $= 25°$, en bas $= 36°$, côté temporal $= 45°$,

côté nasal $= 40°$;

OG : en haut $= 20°$, en bas $= 42°$, côté temporal $= 43°$,

côté nasal $= 32°$.

Pour le vert :

OD : en haut $= 18°$, en bas $= 18°$, côté temporal $= 28°$,

côté nasal $= 25°$;

OG : en haut $= 12°$, en bas $= 15°$, côté temporal $= 30°$,

côté nasal $= 18°$.

Sens des couleurs normal. Pas de scotome central. Fond de l'œil normal.

Diagnostic. — Anisocorie PG $>$ PD; pas d'inégalité de réfraction ni d'inégalité d'acuité visuelle. Rétrécissement concentrique du champ visuel pour le blanc et les couleurs, avec conservation de l'ordre normal des couleurs, égal des deux côtés, sans autres stigmates d'hystérie.

OBSERVATION XII.

(FRENKEL, *Revue de médecine*, 1897.)

P... (Louis), quarante ans, employé, en observation depuis le 19 février 1897, n'a jamais remarqué l'existence chez lui de l'inégalité pupillaire qui lui paraît cependant très frappante, de même qu'à sa femme, depuis que nous la lui avons fait voir. Pas d'antécédents héréditaires, ni acquis névropathiques. Nous connaissions sa mère et son frère, qui ne présentaient pas la même anomalie.

Un examen attentif des viscères, ainsi que des fonctions du système nerveux, ne nous permet de trouver aucune cause pour son anisocorie.

Pupilles paraissent inégales, plus grande à gauche qu'à droite.

Avec le micromètre : chambre noire : PD $=$ 5^{mm}; PG $=$ 6^{mm}.

A 1 mètre de distance de la fenêtre : PD $=$ 2^{mm}6, PG $=$ 3^{mm}5.

Avec le pupillomètre de R. Houdin : PD $=$ 3^{mm} à 4^{mm}, PG $=$ 4^{mm} à 5^{mm}.

Réactions à la lumière et à l'accommodation normales ; la cocaïne dilate bien les deux pupilles.

Amplitude de l'accommodation : OD $=$ 3,5D, OG $=$ 3,5D.

Convergence normale :

Réfraction et acuité visuelle. — OD $=$ Sph. — 1D V 1.
OG $=$ Sph. — 1D V 1.

Champ visuel. — Rétrécissement.

Pour le blanc :

OD : en haut $=$ 25°, en bas $=$ 50°, côté temporal $=$ 42°, côté nasal $=$ 50°;

OG : en haut $=$ 30°, en bas $=$ 28°, côté temporal $=$ 45°, côté nasal $=$ 45°.

Pour le bleu :

OD : en haut $=$ 25°, en bas $=$ 25°, côté temporal $=$ 42°, côté nasal $=$ 95° ;

OG : en haut $=$ 25°, en bas $=$ 25°, côté temporal $=$ 40°, côté nasal $=$ 25°.

Pour le rouge :

OD : en haut $=$ 30°, en bas $=$ 45°, côté temporal $=$ 62°, côté nasal $=$ 40°;

OG : en haut $=$ 45°, en bas $=$ 45°, côté temporal $=$ 60°, côté nasal $=$ 35°.

Pour le vert :

OD : en haut $=$ 25°, en bas $=$ 20°, côté temporal $=$ 42°, côté nasal $=$ 40°;

OG : en haut $=$ 22°, en bas $=$ 20°, côté temporal $=$ 35°,
côté nasal $=$ 30°.

Pas de scotome central avec le faible éclairage.

Sens, pour les couleurs, normal.

Fond de l'œil normal.

Diagnostic. — Anisocorie PG $>$ PD, pas d'anisométropie ni d'inégalité de l'acuité visuelle, rétrécissement concentrique du champ visuel pour le blanc et les couleurs, avec inversion de l'ordre des couleurs, comme dans l'hystérie, rétrécis, égal des deux côtés. Pas d'autres stigmates d'hystérie.

OBSERVATION XIII.

(FRENKEL, *Revue de médecine*, 1897.)

N... (Louis), vingt-sept ans, en observation depuis le 8 mars 1897. Ayant remarqué que sa pupille gauche était plus grande que la pupille droite, nous avons demandé à N... s'il n'avait pas eu de maladies d'yeux. Il nous dit que depuis quinze jours sa vue s'est subitement troublée des deux côtés, mais plus à gauche.

Dans les antécédents personnels ou héréditaires, rien qui puisse nous intéresser. Pas d'asymétrie cranienne ni faciale; pas de lésions des organes internes, du système nerveux ou des organes des sens.

Pupilles. — A l'œil nu, PG $>$ PD.

Avec le pupillomètre de R. Houdin : PD $=$ 2^{mm} 1/2 à 3^{mm}, PG $=$ 3^{mm} 1/2 à 4^{mm} 1/2.

Réactions à la lumière et à l'accommodation normales.

Amplitude de l'accommodation : OD $=$ 7D, OG $=$ 7D.

Réfraction et acuité visuelle. — OD $= -$ 1D V 2/3, OG $=$ 1D V 2/3.

Champ visuel. — Rétrécissement concentrique.

Pour le blanc :

OB : en haut $= 42^o$, en bas $= 46^o$, côté temporal $= 57^o$,
côté nasal $= 40^o$;

OG : en haut : $= 45^o$, en bas $= 46^o$, côté temporal $= 75^o$,
côté nasal $= 45^o$.

Pour le bleu :

OB : en haut $= 35^o$, en bas $= 40^o$, côté temporal $= 45^o$,
côté nasal $= 38^o$;

OG : en haut $= 40^o$, en bas $= 40^o$, côté temporal $= 50^o$,
côté nasal $= 38^o$.

Pour le rouge :

OD : en haut $= 40^o$, en bas $= 45^o$, côté temporal $= 50^o$,
côté nasal $= 30^o$;

OG : en haut $= 33^o$, en bas $= 30^o$, côté temporal $= 45^o$,
coté nasal $= 25^o$.

Pour le vert :

OD : en haut $= 30^o$, en bas $= 20^o$, côté temporal $= 45^o$,
côté nasal $= 30^o$;

OG : en haut $= 33$, en bas $= 25^o$, côté temporal $= 38^o$,
côté nasal $= 30^o$.

Pas de scotome central, même avec un faible éclairage.
Sens des couleurs conservé.

Fond de l'œil normal.

Diagnostic. — Anisocorie PG $>$ PD, pas d'anisométropie
ni d'inégalité d'acuité visuelle. Rétrécissement concentrique
du champ visuel égal des deux côtés, pour le blanc et les
couleurs, avec inversion de l'ordre des couleurs.

NOTA. — M. Frenkel a revu en octobre 1898 la plupart des
sujets qui font l'objet des observations que nous venons de repro-
duire. Tous ceux qu'il a vus étaient toujours dans le même état.

OBSERVATION XIV.

(Due à l'obligeance de M. le professeur FRENKEL.)

X..., quarante-quatre ans. Examiné le 25 janvier 1899.

Pupille mesurée avec un éclairage moyen : PD $= 3^{mm}$ 1/3, PG $= 2^{mm}$ 1/3.

L'examen du système nerveux et des principaux viscères ne révèle rien d'anormal.

Examen de l'œil : conjonctivite légère plus prononcée à gauche qu'à droite.

Réfraction et acuité visuelle : — OD $=$ 3D V1, OG $=$ 3D V1.

Amplitude d'accommodation : — OD $=$ 5D, OG $=$ 5D.

Réflexes à la lumière et à l'accommodation normaux.

Champ visuel sans rétrécissement.

Sens chromatique sans altérations.

Fond de l'œil tout à fait normal.

Diagnostic. — PD $>$ PG.

OBSERVATION XV.

(Personnelle.)

V. M..., étudiant, vingt-six ans.

En observation depuis le 28 janvier 1899.

Pas d'antécédents héréditaires à signaler.

Rougeole à cinq ans; fièvre typhoïde bénigne à 12 ans. Jamais de maladie des yeux.

M... ne s'est jamais aperçu qu'il était porteur d'une inégalité pupillaire, cependant très visible à l'œil nu.

Pupilles mesurées avec le millimètre gradué au 10e : PD = 2mm 1/2, PG = 3mm 1/3.

Dans la chambre noire : PD = 7mm, PG = 8mm 1/4.

Avec le pupillomètre de R. Houdin : PD = 3mm à 6mm 1/2, PG = 4mm 1/2 à 7mm 1/4.

Réflexes à la lumière existent des deux côtés, mais sont un peu retardés.

Réflexes à l'accommodation existent et sont égaux des deux côtés.

La cocaïne et l'ésérine produisent leur effet normal sur la pupille.

Le système musculaire et le système nerveux sont sans intérêt. Réflexes normaux.

Pas de maladie viscérale.

Réfraction normale.

Acuité visuelle. — OD = V1, OG = V1.

Amplitude de la convergence normale.

Accommodation. — OD = 10D, OG = 10D.

Champ visuel.

OD : en haut = 58°, en bas = 64°, côté temporal = 74°, côté nasal = 52° ;

OG : en haut = 53°, en bas = 70°, côté temporal. = 70°, côté nasal = 45°.

Fond de l'œil normal.

Diagnostic. — Anisocorie : PG > PD.

Le 23 mars 1899, l'état est le même.

Le 11 juillet, l'examen est fait de nouveau et l'inégalité est toujours existante. Les réflexes sont également normaux.

OBSERVATION XVI.

(Personnelle.)

A... (Pierre), vingt-trois ans, étudiant.

Rien à signaler comme antécédents héréditaires. Antécédents personnels : rougeole, deux atteintes de rhumatismes. Un frère bien portant. Le sujet est de taille moyenne ; système musculaire bien développé ; embonpoint assez marqué ; pas d'affection du système nerveux, réflexes normaux ; aucun signe d'intoxication (alcoolisme, tabagisme, etc.).

Examen fait le 22 mars 1899.

Pupilles mesurées avec le millimètre gradué, à la lumière forte :

$$PD = 2^{mm} 2/3, \quad PG = 2^{mm}.$$

Chambre noire :

$$PD = 7^{mm} 1/3, \quad PG = 6^{mm} 2/3.$$

Avec le pupillomètre de R. Houdin :

$$PD = 3^{mm} \text{ à } + 6^{mm}, \quad PG = 2^{mm} 1/2 \text{ à } 4^{mm} 1/2.$$

Réaction des pupilles normales à la lumière, à l'accommodation et à l'excitation de la peau du front. Les réactions paraissent cependant un peu retardées.

Champ visuel. — Pour le blanc :

OD : en haut $= 62°$, en bas $= 64°$, côté temporal $= 70°$,
côté nasal $= 52°$;

OG : en haut $= 72°$, en bas $= 70°$, côté temporal $= 60°$,
côté nasal $= 50°$.

Il n'y a pas de rétrécissement pour les couleurs ; leur ordre de succession est normal.

Accommodation. — Amplitude : OD $= 7D$, OG $= 7D$.

Pas de scotome.

Sens chromatique normal.

Rien au fond de l'œil.

Diagnostic. — Anisocorie : PD > PG.

L'examen fait de nouveau le 6 juillet 1899 montre que le sujet n'est plus porteur d'inégalité pupillaire.

Diagnostic. — Anisocorie transitoire.

OBSERVATION XVII.

(Personnelle.)

P... (Antoine), trente-sept ans, garçon de café. Examen fait le 20 avril.

Antécédents héréditaires : père mort à soixante-huit ans d'une affection pulmonaire ; mère, soixante-trois ans, bien portante. Une sœur bien portante ; un frère mort de la fièvre typhoïde à dix-sept ans. Rien à noter dans ses antécédents personnels. Habitudes alcooliques. Examen : taille au-dessus de la moyenne ; système musculaire bien développé, légère asymétrie faciale G > D ; organes des sens normaux, rien à l'examen des viscères ; pas d'albumine dans les urines.

Pupilles mesurées avec le pupillomètre de R. Houdin, à 2 mètres de la fenêtre :

$$PD = 3^{mm} \text{ à } 6^{mm}, \quad PG = 2^{mm} \, 1/2 \text{ à } 5^{mm}.$$

A la filière Charrière, devant la fenêtre :

$$PD = 3^{mm}, \quad PG = 2^{mm} \, 1/3.$$

A la lumière faible :

$$PD = 5^{mm} \, 1/3, \quad PG = 4^{mm} \, 2/3.$$

Réaction des pupilles à la lumière : normale comme intensité et comme rapidité.

Accommodation. — Amplitude : OD = 10D, OG = 10D.

Réfraction normale.

Acuité visuelle. — OD = V1, OG = V1.

Pas de scotome.

Sens chromatique normal.

Rien au fond de l'œil.

L'examen fait à nouveau le 4 juillet 1899 montre que l'inégalité pupillaire existe toujours.

Diagnostic. — Anisocorie : PD > PG ; légère asymétrie
faciale : G > D.

OBSERVATION XVIII.

(Personnelle.)

J... (Étienne), étudiant.

Rien à noter dans les antécédents héréditaires. Rougeole
à dix ans, oreillons à dix-huit ans. Depuis cette époque s'est
toujours bien porté. L'examen du cœur, du poumon et des
autres viscères ne révèle rien d'anormal. L'appareil musculaire et le système nerveux sont dans un état d'intégrité
absolue. Rien du côté des organes des sens. Pas d'asymétrie
cranienne ni faciale. Le nez semble légèrement dévié à
gauche.

Pupilles. — A la fin mars, à l'œil nu, inégalité assez marquée : PG > PD. Examinées à cette époque avec la filière
Charrière à un éclairage de faible intensité : PD = 4^{mm},
PG = 4^{mm} 2/3. A la chambre noire : PD = 5^{mm} 2/3, PG
= 6^{mm}. A un fort éclairage l'inégalité pupillaire est moins
apparente. Avec le pupillomètre de R. Houdin, à 2 mètres
de la fenêtre : PD = 3^{mm} à 4^{mm} 1/2, PG = 4^{mm} à —6^{mm}.

Nouvel examen à la fin mai : les chiffres obtenus sont
sensiblement les mêmes.

Réactions de la pupille à l'accommodation et à la lumière

5

sont normales. La cocaïne et l'ésérine produisent leur effet habituel.

Accommodation. — Amplitude : OD $= 8D$, OG $= 8D$.

Champ visuel. — Pas de rétrécissement ni pour le blanc ni pour les couleurs.

Pas de scotome central.

Sens chromatique normal.

Rien au fond de l'œil.

Examinées de nouveau le 10 juillet, les pupilles sont égales : PD $=$ PG.

Diagnostic. — Anisocorie transitoire : PG $>$ PD.

OBSERVATION XIX.

(Personnelle.)

E. G.... vingt-quatre ans, étudiant en médecine, examiné le 12 avril 1899. Père et mère bien portants; un frère et une sœur bien portants. Rougeole et scarlatine dans le jeune âge; jamais de maladie des yeux. Taille, 1m63. Force musculaire moyenne; système nerveux intact. Pas d'affection viscérale; pas d'asymétrie cranienne ni faciale; pas d'inégalité de largeur des fentes palpébrales.

Pupilles mesurées avec le millimètre gradué : à un éclairage fort : PD $= 2^{mm} 1/2$, PG $= 2^{mm}$; à un éclairage moyen : PD $= 4^{mm} 1/2$, PG $= 3^{mm}$; dans la chambre noire : PD $= 8^{mm}$, PG $= 6^{mm} 1/2$.

Avec le pupillomètre de R. Houdin : PD $= 3^{mm}$ à $6^{mm} 1/2$; PG $2^{mm} 1/2$ à $5^{mm} 1/2$.

Réactions à la lumière, à l'accommodation, aux excitations de la peau du front, sont normales comme amplitude et rapidité.

Réfraction normale.

Acuité visuelle. — OD = V1, OG = V1.

Accommodation. — OD = 8D, OG = 8D.

L'amplitude de la convergence est normale.

Rien au fond de l'œil.

Sens chromatique normal.

Champ visuel :

OD : en haut = 54°, en bas = 68°, côté temporal = 72°, côté nasal = 50° ;

OG : en haut = 50°, en bas = 74°, côté temporal = 66°, côté nasal = 42°.

Pas de rétrécissement pour les couleurs.

Diagnostic. — Anisocorie : PD > PG.

L'examen est fait une seconde fois le 12 juillet.

Avec le pupillomètre de R. Houdin : PD = 3^{mm} 1]2 à 7^{mm} ; PG = 2^{mm} 1/2 à 5^{mm} 1/2.

OBSERVATION XX.

(Personnelle.)

A... (R.), étudiant, vingt-quatre ans.

N'a jamais été malade.

Taille au-dessus de la moyenne. Système nerveux et système musculaires paraissent absolument indemnes de toute lésion.

A... s'est aperçu qu'il était porteur d'une anisocorie à l'âge de seize ans, à l'occasion d'une chute qu'il fit; l'œil cependant n'avait pas été blessé. Il fut consulter un oculiste qui le rassura sur cette anomalie. Depuis, l'état a toujours été le même.

Examiné le 20 mai 1899.

A l'œil nu, la pupille droite est de beaucoup plus dilatée que la pupille gauche. Légère asymétrie faciale, le côté gauche plus grand que le droit. Nez dévié à droite.

Pupilles mesurées avec la filière Charrière, devant la fenêtre : PD $=3^{mm}$ 1/2, PG $=2^{mm}$ 1/2; dans l'ombre : PD $=6^{mm}$ 1/3, PG $=5^{mm}$.

Avec le pupillomètre de R. Houdin : PD $=3^{mm}$ 1/2 à 6^{mm} 1/2, PG $=2^{mm}$ 1/2 à 5^{mm} 1/2.

Réactions à la lumière, à l'accommodation et aux excitations sont normales.

Réfraction normale.

Acuité visuelle : OD $=$ V1, OG $=$ V1.

Accommodation : OD $=$ 10D, OG $=$ 10D.

Amplitude de la convergence normale.

Rien au fond de l'œil.

Champ visuel :

OD : en haut $=$ 48°, en bas $=$ 70°, côté temporal $=$ 64°, côté nasal $=$ 45°.

OG : en haut $=$ 46°, en bas $=$ 52°, côté temporal $=$ 58°, côté nasal $=$ 52°.

Champ visuel normal pour les différentes couleurs.

Diagnostic. — Anisocorie PD$>$PG.

Le 16 juillet 1899, l'inégalité existe toujours et dans les mêmes dimensions.

OBSERVATION XXI.

(Personnelle.)

D... (B.), vingt-huit ans, étudiant. En observation depuis le 14 mai 1899. Père et mère bien portants. Rien dans ses antécédents personnels. Pas d'asymétrie faciale; système

nerveux normal; réflexes normaux. Est porteur d'une inégalité pupillaire très évidente PG > PD. Traité à l'âge de
seize ans pour une conjonctivite, le médecin fit remarquer
cette anomalie à sa famille. Guéri de sa conjonctivite,
B... ne s'en est plus occupé.

Pupilles, examinées avec la filière de Charrière à un
éclairage moyen : PD = 2^{mm} 1/3, PG = 2^{mm} 2/3; avec le pupillomètre de R. Houdin : PD = + 2^{mm} 1/2 à 3^{mm} 1/2, PG
+ 3^{mm} 1/2 à 4^{mm} 1/2.

Les deux pupilles réagissent très vite à la lumière, à
l'accommodation et aux excitations cutanées. La cocaïne
dilate les deux pupilles, l'ésérine les rétrécit.

Accommodation. — Amplitude : OD = 7D, OG = 7D.

Champ visuel. — Pour le blanc.

OD : en haut = 55°, en bas = 65°, côté temporal, = 74°,
côté nasal = 45° ;

OG : en haut = 58°, en bas = 72°, côté temporal = 68°,
côté nasal = 45°.

Le champ visuel est sensiblement le même pour les couleurs.

Pas de scotome central

Fond de l'œil intact.

Sens chromatique non altéré.

Revu le 28 juin 1899. Les pupilles ont sensiblement les
mêmes dimensions ; les réactions sont normales.

Diagnostic. — Anisocorie constante : PG > PD.

OBSERVATION XXII.

(Personnelle.)

L. B..., vingt-sept ans, étudiant. Examiné le 4 juillet 1899.
Rien à noter dans les antécédents. Le système nerveux et

les réflexes sont normaux, Système musculaire bien déve-loppé. Taille au-dessus de la moyenne. Pas de lésion organi-que ou viscérale. Les organes des sens sont intacts. Légère asymétrie faciale, la partie droite plus développée que la partie gauche. Pas d'albumine dans les urines. S'est aperçu, il y a deux ans, qu'il présentait de l'inégalité pupillaire, une légère conjonctivite ayant attiré son attention de ce côté. Son anisocorie PD $>$ PG; est très appréciable à l'œil nu.

Pupilles, examinées avec le pupillomètre de R. Houdin : PD $=$ 2^{mm} 3/4 à 4^{mm} 3/4, PG $=$ 2^{mm} 3/4 à 3^{mm} 3/4.

Avec le millimètre gradué, éclairage moyen : PD $=$ 2^{mm} 1/2, PG $= -$ 2^{mm}.

A la chambre noire PD $=$ 8^{mm} 1/4, PG $=$ 7^{mm}.

Les réactions à la lumière, à l'accommodation et à l'exci-tation cutanée sont normales. L'ésérine et la cocaïne ont leur effet normal.

Réfraction normale.

Acuité visuelle : OD $=$ V1, OG $=$ V1.

Amplitude de l'accommodation : OD $=$ 8D, OG $=$ 8D. Rien au fond de l'œil.

Sens chromatique normal.

Champ visuel :

OD : en haut $=$ 54°, en bas $=$ 64°, C. temp. $=$ 72. CN $=$ 42.

OG : en haut $=$ 48°, en bas $=$ 70, C. temp. $=$ 68. CN $=$ 56.

Pas de rétrécissement pour les couleurs.

Diagnostic. — Anisocorie PD $>$ PG.

CHAPITRE V.

Après la relation de ces quelques observations, nous devons essayer de discuter les causes que différents auteurs ont rapportées comme pouvant produire de l'anisocorie chez les gens qui n'ont ni lésions ni troubles apparents.

1° L'anisométropie a été souvent mise en cause[1]. Schoen et Oppenheim[2] ont ainsi expliqué l'inégalité pupillaire physiologique qu'ils ont eu l'occasion d'observer.

De l'étude comparée des rapports entre les dimensions du diamètre pupillaire et la réfraction oculaire, il semble résulter que chez les myopes la pupille est en moyenne plus large que chez les hyperopes.

Cette assertion a cependant été controversée par Schadow. Koerbling[3] maintient cette différence de diamètre pupillaire chez les myopes et les hyperopes.

1. Schoen, *Functionskrankheiten des Anges*. Wiesbaden, 1893, p. 70.

2. Oppenheim, *Lehrbuch der Nervenkrankheiten*. Berlin, 1894, p. 77.

3. E. Koerbling, Thèse de Munich, 1894.

Silberduhl[1] n'admet pas de différence sensible entre la largeur pupillaire pour les différents états de réfraction dans la même période de la vie.

Toutefois, pour cet auteur, entre vingt et cinquante ans, les pupilles sont plus larges dans les yeux myopes que dans les yeux hyperopes. La pigmentation n'exerce aucune action sur la largeur de la pupille.

Nous ne nous attarderons pas à discuter cette inégalité pour des yeux d'individus différents; chez le même sujet, une anisométropie n'est pas forcément accompagnée d'anisocorie. Nous dirons même que ce fait est très rare et peut être regardé comme un pur effet du hasard.

Heddaeus a le premier montré qu'il n'y a dans ce fait qu'une simple coïncidence.

M. Reche a pu observer 143 cas d'anisocorie chez des individus de tout âge, sans lésion ni troubles apparents. Voici comment se répartissent tous ces cas[2] :

Myopie double égale........................... 11 cas.
Hyperopie   —   .... 62 —
Presbyopie + Emmétropie double égale.......... 4 —

MYOPIE INÉGALE :

Pupille > dans l'œil plus myope................. 15 cas.
Pupille <   —   —   .... 9 —

1. W. Silberdhul, *Untersuch, über die Physiol. Pupillenweite. V. Graef's archiv.*, t. XLII, p. 178, 1896.)
2. Frenkel, *loc. cit.*

HYPÉROPIE INÉGALE :

Pupille $>$ dans l'œil plus hyperopique............ 12 cas.

Pupille $<$ —   —   .:............ 10 —

Astigmatisme unilatéral hyperopique............ 2 —

Astigm. mixte   —   —   pupille $>$..... 1 —

Astigmatisme unilatéral myopique : pupille $>$ ... 3 —

    —   —   pupille $<$ ... 1 —

Cataracte : pupille $>$ .... 7 —

    —   pupille $<$ .... 0 —

Troubles cornéens : pupille $>$................. 5 —

    —   —   pupille $<$.................... 0 —

Troubles du vitrée : pupille $>$.................. 2 —

    —   —   pupille $<$.................... 0 —

Lésions de la macula : pupille $>$ .... 3 —

Amblyopie sans lésions : pupille $>$............. 11 —

    —   —   pupille $<$............. 7 —

Lagophtalmus congénital : pupille $>$............ 1 —

Un cas congénital avec différence pup. de 3^{mm}.....

Cet auteur, dont la plupart des observations concernent des yeux hyperopes, est arrivé à cette conclusion que l'hypothèse de l'inégalité pupillaire, fonction d'une inégalité de réfraction, n'est pas applicable aux hyperopes et pourrait l'être seulement aux yeux myopes. D'après lui, l'œil non corrigé et plus amétrope est plus faible et doit avoir une pupille plus large.

Dans les treize observations rapportées par M. Frenkel il y a six cas d'anisométropie, dont deux seulement sont conformes soit à la théorie de coïncidence de la mydriase avec l'œil le plus réfringent, soit à la théorie de coïncidence avec l'œil le plus amétrope. (Théorie de Reche).

II. On pourrait croire que l'inégalité d'acuité visuelle peut, sinon entraîner l'inégalité pupillaire, au moins coïncider avec elle. Sur vingt-deux cas d'anisocorie, l'acuité visuelle est égale pour les deux yeux quatorze fois; elle est plus faible du côté de la mydriase dans deux cas, et plus forte dans trois autres cas. (Chez trois des sujets, l'acuité visuelle était au-dessous de la normale, mais nous ne l'avons pas mesurée). L'expérience de tous les jours nous démontre que l'acuité visuelle inégale pour les deux yeux n'entraîne pas l'existence d'une inégalité pupillaire. L'amaurose, l'amblyopie unilatérales ne s'accompagnent pas de dilatation de la pupille correspondante : l'existence des réactions consensuelles amenées par le réflexe lumineux que provoque l'œil sain, assure, en effet, la contraction des deux pupilles.

III. On s'est encore demandé si une différence dans la vision périphérique de la rétine ne pourrait pas amener une inégalité dans le diamètre des pupilles. Dans cinq observations (V, VI, XI, XII, XIII) il existe, en effet, un rétrécissement du champ visuel pour le blanc comme pour les couleurs. Mais ce rétrécissement est égal des deux côtés, et par suite ne peut produire l'anisocorie.

D'ailleurs, O'Schirmer[1] a démontré que les affections rétiniennes n'affectent les fibres pu-

---

1. O'Schirmer, *Recherches sur les fibres pupillaires*. (Voir Graef's, *Arch. für Opht.*, 1897, vol. XLIV, n° 2, p. 358.

pillaires que lorsque les couches internes de la rétine sont atteintes sur une grande étendue; que si l'affection se localise aux couches externes la fonction des fibres pupillaires n'est pas affectée; que dans les amblyopies sans lésion (amblyopie hystérique, congénitale ou strabique) la fonction des fibres pupillaires n'est nullement atteinte.

IV. Dans l'observation IV, il existe une tache centrale de la cornée sur l'œil atteint de mydriase. Ne pourrait-on rattacher à ce fait la dilatation unilatérale de la pupille? M. Frenkel fait justement remarquer que l'on observe souvent des taches cornéennes sans qu'il y ait anisocorie. Il cite même le cas d'un enfant de deux mois porteur d'un dermoïde couvrant la moitié de la cornée gauche, et cependant il n'y avait pas la moindre différence entre le diamètre des deux pupilles.

V. Seifert[1] a voulu expliquer l'inégalité pupillaire par le développement inégal des deux moitiés du corps. Iwanoff[2] et Bosc[3] font dériver l'anisocorie d'une asymétrie faciale. D'autres ont voulu la mettre sur le compte d'une asymétrie cranienne. Il est certain que rarement les parties latérales du corps sont exactement semblables entre elles.

D'après les recherches d'Iwanoff, la symétrie parfaite des deux moitiés de la face ne se trouverait que dans $2 \ 1/2 \ \%$ chez les individus nor-

1. Seifert, cité par Siermerling, *loc. cit.*
2. Iwanoff, *loc. cit.*
3. Bosc, *loc. cit.*

maux. Nous n'avons pu faire les mensurations précises nécessaires pour déterminer les asymétries
légères, craniennes ou faciales, qui peuvent exister
chez les sujets que nous avons examinés ; mais à
l'œil nu nous n'avons trouvé l'asymétrie faciale
assez marquée que dans trois cas (observations XVI, XX, XXII), et, dans l'une (XX), le côté
de la face, le moins développé, correspond précisément à la pupille atteinte de mydriase.

VI. Nous ne saurions établir une proportion
dans la fréquence de l'anisocorie physiologique ;
nous n'avons pas noté, en effet, le nombre des
sujets qu'il nous a fallu examiner pour trouver
nos dix cas d'inégalité pupillaire.

D'après Iwanoff, la fréquence de l'anisocorie
serait de 90 %; Tzviaguintzew l'évalue à 9,2 %;
Bosc trouve 15 %; Reche, 1 % seulement, et, enfin, Frenkel donne 4 %.

Sans donner de chiffres exacts, nous pouvons
dire que nous croyons ne pas avoir examiné plus
d'une centaine d'étudiants, et nous avons trouvé
chez eux sept cas d'anisocorie physiologique.

Certains auteurs, et entre autres M. Frenkel, ont
remarqué que la mydriase siégeait plus souvent
à gauche qu'à droite. Personne n'a cherché à
expliquer cette coïncidence, que nous n'avons
d'ailleurs pas retrouvée dans nos observations
personnelles. En effet, si trois fois (XV, XIX,
XXII) la pupille gauche est la plus grande, dans
sept autres observations c'est la pupille droite qui

est la plus dilatée. Nous pensons donc que cette coïncidence est tout à fait fortuite.

VII. Nous trouvons dans l'observation VII une mydriase affectant tantôt l'œil droit, tantôt l'œil gauche; c'est ce que les auteurs ont décrit sous le nom de mydriase à bascule (*springende mydriasis* des Allemands). Ce fait est considéré comme très rare, et nous croyons, pour être complet, devoir résumer ici les discussions qu'on a soulevées à ce sujet [1]. Kœnig rapporte un cas de paraparésie cérébrale avec athétose et atrophie du nerf optique dans lequel la mydriase existe depuis quinze mois avec réactions normales des pupilles.

Pelizaüs [2] a observé six cas de neurasthénie avec anisocorie à bascule, les réactions de la pupille à la lumière et à l'accommodation étant bien conservées. Dans un cas qui dure depuis dix-sept ans, il n'y a pas eu de symptôme de lésion organique; aussi l'auteur pense que si les réactions de la pupille demeurent normales, et s'il n'y a pas d'autre symptôme de maladie nerveuse, ce signe n'a pas de signification.

Cependant Kœnig est d'avis qu'il faut réserver le pronostic dans le cas de mydriase à bascule : elle peut se montrer, en effet, bien avant les premiers symptômes de paralysie générale (Mendel, Hischbug), surtout lorsque celle-ci débute sous forme de neurasthénie; elle peut coexister avec

1. Kœnig, *Deut. Zeitch. fur nervent.* t. XV, 1-2, 1899.
2. Pelizaüs, *Deut. Med. Zeit.*, 25 oct. 1889.

une lésion organique, comme le prouve le cas de l'auteur.

Il ne faut pas confondre cette mydriase vraie avec la fausse mydriase provoquée par un éclairage inégal des deux pupilles ou par une différence d'intensité de la lumière. Dans le cas de rigidité pupillaire d'un seul côté, en effet, si la pupille rigide est dilatée par un fort éclairage, l'autre peut devenir plus grande sous un faible éclairage et simuler ainsi une mydriase à bascule. Kœnig en cite un cas.

Schwartz cite un cas congénital de rigidité incomplète à la lumière de la pupille droite, et un cas de rigidité incomplète à l'accommodation de la pupille gauche. Il décrit ces faits sans établir leur analogie avec la mydriase à bascule.

De tous ces faits, Kœnig pense pouvoir tirer les conclusions suivantes :

1º La mydriase à bascule est un fait très rare; elle peut s'observer avec les réactions normales et pathologiques de la pupille;

2º Elle se rencontre surtout dans les maladies organiques et dans les maladies du système nerveux, plus rarement dans les affections fonctionnelles et exceptionnellement chez les individus exempts de toute lésion;

3º Le pronostic en est important à considérer : peu grave lorsque les réactions de la pupille sont normales, il devient fâcheux dans le cas de rigidité;

4° Cette mydriase peut être simulée par une différence d'éclairage des deux pupilles et par la rigidité pupillaire unilatérale.

Gunspertz a observé un cas de neurasthénie traumatique avec variations du diamètre pupillaire des deux côtés. Les réactions à la lumière étaient conservées. Le sujet avait de la tachycardie et de l'arythmie cardiaque.

Wolff a observé sur lui-même, avant et après des accès de migraine, une dilatation de la pupille correspondant au côté qui était le siège de la céphalalgie. La dilatation suivait les déplacements du siège de la douleur.

VIII. M. Frenkel rapporte qu'il a observé dix cas d'inégalité pupillaire constante chez des enfants au-dessous d'un an. Sans être absolument démonstratifs de l'origine congénitale de l'anisocorie, ces faits plaident beaucoup en sa faveur. Chez un de nos sujets (Obs. XXII), l'inégalité pupillaire a été constatée depuis deux ans. Dans deux autres cas (XX, XI), l'anisocorie a été reconnue depuis l'âge de seize ans, et depuis elle a toujours été constante sans aucune modification. Il y a donc de grandes raisons de croire qu'elle existait depuis longtemps.

IX. L'anisocorie est-elle un signe de dégénérescence? Les recherches d'Iwanoff, qui l'ont amené à établir à 91 % comme fréquence de l'existence de l'anisocorie, prouveraient qu'il y a dans ce cas beaucoup de dégénérés. Sur 147 prisonniers examinés par M. Blanc[1], il n'y a eu que 7 cas d'anisocorie. Ces résultats ne sont pas supérieurs à la moyenne qui a été observée par les différents auteurs (Heddaeus, 5,8 %, Bosc, 15 %, etc.).

Les sujets qui font l'objet de nos observations ne présentent d'ailleurs aucun autre signe de dégénérescence.

1. Frenkel, *loc. cit.*

CONCLUSIONS.

1º L'existence de l'inégalité pupillaire sans cause pathologique, connue déjà depuis longtemps, est démontrée par les observations basées sur l'examen négatif de tous les organes et appareils, y compris l'organe de la vision. Pour être démonstratifs, les cas doivent embrasser une assez longue période d'observation.

2º On peut diviser les inégalités pupillaires sans cause pathologique en congénitales et acquises. Les premières sont constantes et ont reçu le nom d'inégalités pupillaires *morphologiques* (Frenkel); les dernières sont transitoires et comprennent deux variétés.

3º La première variété de l'anisocorie acquise et transitoire est celle où les variations de la pupille concernent toujours le même côté. La mydriase, dans ce cas, est unilatérale et transitoire.

4º La deuxième variété de l'inégalité pupillaire acquise et transitoire résulte de l'apparition, de temps en temps, d'une mydriase transitoire, tantôt d'un côté, tantôt de l'autre. C'est la *mydriase alternante* ou *mydriase à bascule*, observée d'abord chez les ataxiques et les paralytiques généraux, mais qui existe aussi chez les personnes parfaitement saines.

5º Le pronostic de l'inégalité pupillaire sans

6

cause pathologique est tiré surtout de l'état des réactions de la pupille à la lumière, réaction qui est toujours normale dans l'anisocorie sans cause pathologique. Il en est de même de la mydriase alternante ou à bascule, qui a beaucoup de chances d'être physiologique si les réactions lumineuses sont conservées.

6° L'inégalité pupillaire soit morphologique, soit passagère, n'est jamais due ni à l'inégalité de la réfraction des deux yeux, ni à l'inégalité de l'acuité visuelle ou du champ visuel, non plus qu'à telle ou telle lésion qui pourrait exister dans les yeux. Elle n'a aucun rapport avec l'asymétrie cranienne ou faciale ; elle ne relève pas non plus de l'asymétrie des autres parties de l'organisme.

Il n'y a aucune raison, à l'heure actuelle, de considérer l'inégalité pupillaire comme un signe de dégénérescence. Il n'y a pas non plus de raison de considérer ce symptôme comme un avant-coureur d'une affection organique grave (ataxie, paralysie générale).

BIBLIOGRAPHIE

POURFOUR DU PETIT. — Ac. des Sciences, 1827.

BAILLARGER. — Sur un nouveau symptôme de la paralysie générale. (*Gaz. des hôpitaux*, 1850, n° 57.)

VERGA. — Sur l'inégalité des deux pupilles dans les maladies, surtout du cerveau. (*Gaz. méd. ital.-lombarde*, 1852.)

FOLLIN. — Leçons sur l'exploration de l'œil. Paris, 1863.

R. HOUDIN. — Congrès d'Opht. de Paris, 1867.

MOOS. — *Otiatr. Mittheil.* Halle, 1868.

HUPPERT. — Analyse in Schmiett's Jahresberichte, 1869.

ROQUE (F.). — De l'inégalité des pupilles dans les affections des poumons, des ganglions bronchiques et du péricarde. (*Gaz. méd. de Paris*, 1869, et thèse de Paris 1873.)

SCHIFF. — La pupille considérée comme esthésiomètre. (Trad. de l'italien, 1875.)

DROUIN (Alphonse). — De la pupille; anat., physiol., séméiologie. (Thèse de Paris, 1876.)

DE BECHTEREW. — *Pflüger's Archiv.*, 1883, t. XXXI.

SCHMEICHLER (S.). — Klinische Pupillenstudien. (*Wien méd.* Woch., 1885.)

HEDDAEUS (Ernst). — Die Pupillarreaction auf Licht. (*Wiesbaden*, 1886, J.-F. BERGMANN. — Le même, *Arch. f. Augenh.*, t. XXIII.

BELLARMINOW. — Essai d'application de la méthode graphique à l'examen des mouvements de la pupille et de la pression intra-oculaire. (Thèse de Saint-Péterbourg, 1886.)

IWANOW (G.). — Sur l'inégalité pupillaire chez l'homme sain. (*Vratch*, 1887, n° 7.)

TZVIAGUINTZEW. — Sur la grandeur relative des pupilles chez l'homme sain. (*Méd. russe*, 1887, n° 28.)

E. PRUVOST. — De la mydriase essentielle. (Thèse de Lille, 1890.)

TROUSSEAU. — *Recueil d'ophtalm.*, 1889.

DEBAGORI-MOKRIEWITCH. — Sur l'inégalité pupillaire chez les personnes saines et malades. (*Méd. russe*, 1891, n° 32.)

BOSC. — Recherches sur les modifications de la pupille chez l'homme sain, hystérique et épileptique. (Thèse de Montpellier, 1891.)

D'ASTROS. — *Journ. de l'anat. et de la physiol.*, 1892.

RECHE (A.). — Ueber die Pupillen ungleichheit. (*Deut. méd.* Woch., 1893, p. 296.)

IBLITZ (F.). — Kommt Pupillen differenz auch bei Leuten vor-welche nicht augen od. newenkrank sind? (Thèse de Bonn, 1893.)

SCHŒN. — Functions Krankheiten des Auges. Wiesbaden, 1893, p. 70.

BRAUNSTEIN. — Die Lehre von der Innervation der Pupillen bewegungen. Wiesbaden, 1894; J.-F. Bergman, p. 142.

PETERS (W.). — Ueber Pupillen-differenz bei Ausschluss einer Erkrankung des Auges und des Nervensystems. (Thèse de Bonn, 1894.)

OPPENHEÏM. — Lehrbuch der Nervenkrankheiten. Berlin, 1894, p. 77.

KOERBLING (E.). — Ueber das Verhaltniss der Pupillenweite zur Refraction and zum Alter. (Thèse de Munich, 1894.)

SCHIRMER (O.). — Recherches sur la physiologie du diamètre pupillaire. (*Graefe's Arch.*, XL, 5.)

SCHWARZ. — Un cas de dilatation pupillaire dù, à droite, à une action réflexe; à gauche, sans cause connue. (*Cent. f. prakt. Augenh.*, décembre 1894.)

FELTEN (P.). — Ueber Pupillen-differenz bei Ausschluss von Nerven-uñd Augenleiden. (Thèse de Bonn, 1895.)

SILBERKUHL. — Sur le diamètre physiologique de la pupille. (*Arch. f. Ophth.*, XLII, 3, p. 179; 1895.)

BECHTEREW. — Des dilatations de la pupille. (*Deut. Zeit. f. Nerv.*, VII, 5 et 6; 1895.)

SILCOCK. — Symétrie ant. de la pupille. (*Trans. Opht. Soc.*, XV, p. 93; 1895.)

SCHENCK ET FUSS. — L'innervation de l'iris. (*Arch. f. ges. physiol.*, LXII, 10, 1895.)

GIFFORD. — Réaction pupillaire orbitaire. (*Arch. f. ophtalm.*, XXIV, 3, 1895.)

HENRY (Ch.). — Démonstration par un nouveau pupillomètre de l'action directe de la lumière sur l'iris. (C. R. *Ac. des Sciences*, 17 juin 1895. p. 1371.)

BROWN. — Rapports des mouvements des yeux et des mouvements de tête. (*Journal of Laryng*, septembre 1895.)

HENRY. — Sur les lois nouvelles de la contraction pupillaire. (*Ac. des Sciences*, 30 juillet 1895.)

JABOULAY. — La section du sympathique cervical dans ses effets sur la vision chez l'homme. (*Lyon méd.*, 10 novembre 1895.)

MORAT. — Le sympathique cervical et l'accommodation. (*Lyon méd.*, 17 novembre 1895.)

SILBERKUHL (W.). — Untersuch, über die physiol. pupillenweite (V. *Graefe's Arch.* t. XLII, pp. 178-187; 1896.)

SCHWABE. — Sur la division principale de l'oculo-moteur en noyaux secondaires et leur topographie. (*Neurol. Cent.*, 1er septembre 1896.)

SCHIRMER (O.). — Recherches sur la pathologie de la pupille et sur les fibres pupillaires centripètes. (V. *Graef's Arch. f. Opht.* 1897, t. XLIV, n° 2, p. 358.)

FRENKEL. — *Revue de médecine,* 1897, t. XVII, p. 805.

BERNHEIMER (St.). — La voie réflexe de la réaction pupillaire. (V. *Graef's Arch. f. Opht.*, 1898, t. XLVII, p. 1.)

KŒNIG. — C. R. Société de psychiâtrie et des maladies nerveuses de Berlin, 13 mars 1899.

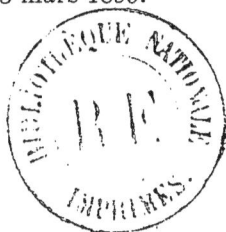

Toulouse, Imp. DOULADOURE-PRIVAT, rue St-Rome, 39. — 8268